肛肠病诊疗图谱

第 2 版

主 编 安阿玥

编 者（排名不分先后）

安阿玥　王春晖　冯大勇　冯月宁　白志勇　王京文
王进宝　贾 雄　夏虎平　赵剑峰　刘 诚　李东华
吕茂修　丁喜坤　唐 勤　常 青　郑宗凡　朱 虹
王 宁　韩步长　孟 强　林志明　银志满　于永铎
辛学知　李振国　张静娴

人民卫生出版社

图书在版编目（CIP）数据

肛肠病诊疗图谱/安阿玥主编.—2 版.—北京：
人民卫生出版社,2015
　ISBN 978-7-117-20455-2

Ⅰ.①肛… Ⅱ.①安… Ⅲ.①肛门疾病-诊疗-图谱
②直肠疾病-诊疗-图谱　Ⅳ.①R574-64

中国版本图书馆 CIP 数据核字（2015）第 055715 号

| 人卫社官网　www.pmph.com | 出版物查询，在线购书 |
| 人卫医学网　www.ipmph.com | 医学考试辅导，医学数据库服务，医学教育资源，大众健康资讯 |

肛肠病诊疗图谱
第 2 版

主　　编：安阿玥
出版发行：人民卫生出版社（中继线 010-59780011）
地　　址：北京市朝阳区潘家园南里 19 号
邮　　编：100021
E - mail：pmph @ pmph. com
购书热线：010-59787592　010-59787584　010-65264830
印　　刷：北京铭成印刷有限公司
经　　销：新华书店
开　　本：889×1194　1/16　　印张：14
字　　数：434 千字
版　　次：2003 年 7 月第 1 版　　2015 年 5 月第 2 版
　　　　　2015 年 5 月第 2 版第 1 次印刷（总第 5 次印刷）
标准书号：ISBN 978-7-117-20455-2/R·20456
定　　价：125.00 元
打击盗版举报电话：010-59787491　E -mail：WQ @ pmph. com
（凡属印装质量问题请与本社市场营销中心联系退换）

医无止境　再攀高峰

题赠安氏肛肠病疗法

一九九四年仲夏吴阶平

精研医术开拓创新

安氏疗法造福人民

一九九六年四月 崔月犁制

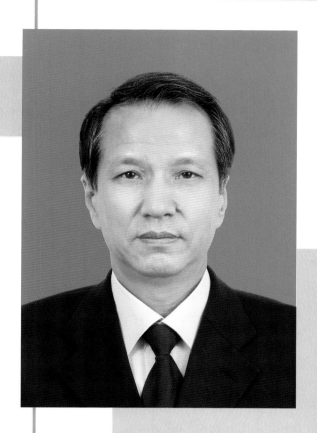

安阿玥教授简介

　　安阿玥，教授、主任医师、博士研究生导师、中央保健会诊专家（曾获中央保健先进个人称号）、全国老中医药专家学术经验继承工作指导老师，1993年始享受国务院政府特殊津贴。现任中国中医科学院望京医院肛肠科及肛肠病安氏疗法诊疗中心主任，兼任中国医师协会肛肠专业委员会主任委员、全国医师定期考核肛肠专业编委会主任委员、《中国肛肠病杂志》常务编委、《中国临床医生》特邀编委等职。同时被聘为国际肛肠理事会理事、美国南加州医药大学客座教授，解放军总医院（301医院）普外科特聘专家。并任中国人民政治协商会议第十一届、十二届全国委员会委员。

　　致力于肛肠专业学术研究和临床工作30余年，发明国家二类痔疮新药"芍倍注射液"（原名安氏化痔液、安痔注射液），获个人非职务发明专利；创立肛肠病"安氏疗法"，被列为国家级继续医学教育项目，并被卫生部批准为"十年百项计划"向全国推广。

　　编有《肛肠病学》、《肛肠病诊疗图谱》等多部论著，发表专业论文60余篇。曾获中华中医药学会科学技术二等奖、中华医学会科技三等奖，并在第四十届布鲁塞尔世界发明博览会上获三项大奖，这是我国历届医学参展中获奖最高的一次，被聘为该届医学专家组评委，并载入第四十届尤里卡名人录。

序

　　肛肠病是外科常见病和多发病,发病时常引起诸多难言之症状,而误诊误治所引起的后遗症更是往往给患者带来极大的痛苦,严重影响人们的正常工作和生活质量。因此,有效而彻底的解决肛肠疾病是医生和患者共同的希望。

　　目前在肛肠病的治疗领域,新技术、新方法不断涌现,但是不成熟的技术和方法也导致了很多并发症及后遗症。安阿玥教授总结前人经验并结合自身临床实践,创立了一系列完整的肛肠病疗法,操作简便、易于掌握、疗效确切,并且患者痛苦小,恢复更快,使肛肠疾病的治疗水平有了较大的飞跃。该法在20世纪90年代初得卫生部崔月犁部长命名为"安氏疗法"。安氏疗法推广应用30年,深得患者及临床医师的认可。

　　《肛肠病诊疗图谱》第2版是由安阿玥教授主编。收录内容不仅包括典型病例图片,还着重展示了低位切开高位旷置引流法治疗高位肛周脓肿和肛瘘、主灶切开对口引流法治疗复杂的脓肿和瘘、分段外剥内扎法治疗环状混合痔以及芍倍注射法治疗内痔和直肠脱垂等安氏手术及注射方法,便于肛肠科医师进一步了解和学习安氏疗法,提高诊疗水平。

　　这次《肛肠病诊疗图谱》再版,图片较上版增加了一倍。新图片画质更清晰,选材更典型,所介绍病种也更多,同时还绘制了大量示意图,使结构清晰,并方便掌握,对肛肠科临床医师有很大的帮助,值得推荐。

王鸿祥

2015.2.1

前　言

　　肛肠疾病是临床常见病和多发病,其发病机理和治疗效果越来越受到人们的重视。肛肠外科作为独立的临床专科体系,虽然形成仅几十年,但发展十分迅速,不但专科医师队伍逐渐扩大,各种新学术观点、新治疗方法也层出不穷,呈现出百家争鸣的局面。这一局面虽然促进了学术研究及临床工作的发展,但是其中也出现了浮躁和急功近利的弊端,且脱离临床实践,使部分医师,特别是青年医师无所适从,进而出现了经验治疗、不规范治疗等局面。所以有必要将科学合理、易于掌握,并且有确切临床疗效的肛肠疾病治疗方法介绍给同仁们参考和学习。

　　"安氏疗法"是本人总结前人成功与失败的经验教训并结合自身临床工作体会,在 20 世纪 80 年代末创建并完全成型的肛肠病新疗法,目前临床上已应用 30 余年,受到广大患者和肛肠病学界前辈、同仁的认可。2004 年被卫生部批准为"面向农村和基层推广适宜技术十年百项计划"。本书在对各种肛肠科常见病、疑难病详细介绍的同时,还着重展示安氏手术、注射等治疗方法,旨在向读者简明扼要地传授肛肠疾病的诊治要点和手术技巧,以便于理解和掌握,使读者能够对"安氏疗法"的特点形成有一个直观的认识,同时对临床诊疗工作起到一定的辅助作用。

　　新版《肛肠病诊疗图谱》中使用的照片,绝大部分为近年拍摄和整理,所有病例均由本人亲自手术、指导拍摄和选片,因此更清晰,也更具代表性。另外,为了便于理解,我们还增加绘制了简笔示意图,与照片图互相补充,使表述更加清楚明了,也使读者对安氏疗法的理解更加准确到位。

　　本书由全国人大科教文卫委员会副主任、全国人大常委、中国工程院院士、原卫生部王陇德副部长在百忙之中抽出时间作序,特此致谢。同时在本书编写过程中,还得到了弟子、学生和同行、同道们的大力支持和帮助,在此一并致谢。

　　限于编者的水平和经验,书中难免纰漏和错误,恳请同道批评指正。

安阿玥

2015 年 2 月

目 录

第一章　肛肠手术麻醉 …………………… 1

第二章　痔 ………………………………… 6

第三章　肛裂 ……………………………… 65

第四章　肛门直肠周围脓肿 …………… 77

第五章　肛门直肠瘘 …………………… 102

第六章　肛门乳头状瘤 ………………… 135

第七章　直肠脱垂 ……………………… 143

第八章　肛门周围皮肤病 ……………… 162
　第一节　肛门瘙痒症 ………………… 162
　第二节　肛周湿疹 …………………… 163
　第三节　肛周接触性皮炎 …………… 164
　第四节　肛周尖锐湿疣 ……………… 165

第九章　大肠息肉 ……………………… 167

第十章　家族性腺瘤性息肉病 ………… 169

第十一章　肛周细菌感染性疾病 ……… 173

第一节　坏死性筋膜炎 ………………… 173
第二节　肛周化脓性汗腺炎 …………… 174
第三节　骶尾部藏毛窦 ………………… 177

第十二章　肛门直肠狭窄 ……………… 180

第十三章　肛肠手术后遗症 …………… 185
　第一节　术后出血 …………………… 185
　第二节　直肠黏膜溃疡 ……………… 186
　第三节　肛门畸形 …………………… 187
　第四节　肛管皮肤缺损 ……………… 188

第十四章　其他肛肠科疾病介绍 ……… 191
　第一节　肛周皮肤溃疡 ……………… 191
　第二节　良性大肠间质瘤 …………… 192
　第三节　肛周皮脂腺囊肿 …………… 193
　第四节　黑斑息肉综合征 …………… 195
　第五节　肠内异物 …………………… 196
　第六节　白塞病 ……………………… 197

图　目　录

第一章　肛肠手术麻醉 ···················· 1
　局部菱形浸润麻醉 ···················· 1
　　示意图 1-1 ························ 1
　　照片图 1-1（A-H） ················ 1
　肛管麻醉 ···························· 3
　　示意图 1-2 ························ 3
　　照片图 1-2（A-C） ················ 4
　　照片图 1-3（A-D） ················ 4

第二章　痔 ···························· 6
　痔的分类 ···························· 7
　　示意图 2-1 ························ 7
　内痔出血 ···························· 7
　　照片图 2-1 ························ 7
　内痔血栓形成 ························ 7
　　照片图 2-2 ························ 7
　Ⅰ期血管肿型内痔 ···················· 7
　　照片图 2-3 ························ 7
　　照片图 2-4 ························ 8
　　照片图 2-5 ························ 8
　Ⅱ期血管肿型内痔 ···················· 8
　　照片图 2-6 ························ 8
　　照片图 2-7 ························ 8
　　照片图 2-8 ························ 9
　　照片图 2-9 ························ 9
　　照片图 2-10 ······················ 9
　Ⅲ期血管肿型内痔 ···················· 9
　　照片图 2-11 ······················ 9
　　照片图 2-12 ······················ 10
　　照片图 2-13 ······················ 10
　　照片图 2-14 ······················ 10
　　照片图 2-15 ······················ 10
　Ⅳ期静脉曲张型内痔 ·················· 11
　　照片图 2-16 ······················ 11
　　照片图 2-17 ······················ 11

　　照片图 2-18 ······················ 11
　结缔组织外痔 ························ 12
　　照片图 2-19 ······················ 12
　　照片图 2-20 ······················ 12
　　照片图 2-21 ······················ 12
　　照片图 2-22 ······················ 12
　　照片图 2-23 ······················ 13
　　照片图 2-24 ······················ 13
　　照片图 2-25 ······················ 13
　　照片图 2-26 ······················ 13
　静脉曲张性外痔 ······················ 14
　　照片图 2-27 ······················ 14
　　照片图 2-28 ······················ 14
　　照片图 2-29 ······················ 14
　　照片图 2-30 ······················ 14
　　照片图 2-31 ······················ 15
　　照片图 2-32 ······················ 15
　　照片图 2-33 ······················ 15
　　照片图 2-34 ······················ 15
　血栓外痔 ···························· 16
　　照片图 2-35 ······················ 16
　　照片图 2-36 ······················ 16
　　照片图 2-37 ······················ 16
　　照片图 2-38 ······················ 16
　　照片图 2-39 ······················ 17
　　照片图 2-40 ······················ 17
　　照片图 2-41 ······················ 17
　　照片图 2-42 ······················ 17
　炎性外痔 ···························· 18
　　照片图 2-43 ······················ 18
　　照片图 2-44 ······················ 18
　　照片图 2-45 ······················ 18
　　照片图 2-46 ······················ 18
　　照片图 2-47 ······················ 19
　　照片图 2-48 ······················ 19

照片图 2-49 ……………………… 19
照片图 2-50 ……………………… 19
非环状结缔组织型混合痔 ………… 20
照片图 2-51 ……………………… 20
照片图 2-52 ……………………… 20
照片图 2-53 ……………………… 20
照片图 2-54 ……………………… 20
非环状静脉曲张性混合痔 ………… 21
照片图 2-55 ……………………… 21
照片图 2-56 ……………………… 21
照片图 2-57 ……………………… 21
照片图 2-58 ……………………… 21
照片图 2-59 ……………………… 22
照片图 2-60 ……………………… 22
非环状炎性水肿型混合痔 ………… 22
照片图 2-61 ……………………… 22
半环状结缔组织型混合痔 ………… 22
照片图 2-62 ……………………… 22
照片图 2-63 ……………………… 23
半环状静脉曲张性混合痔 ………… 23
照片图 2-64 ……………………… 23
照片图 2-65 ……………………… 23
照片图 2-66 ……………………… 23
半环状炎性水肿型混合痔 ………… 24
照片图 2-67 ……………………… 24
照片图 2-68 ……………………… 24
照片图 2-69 ……………………… 24
环状结缔组织型混合痔 …………… 24
照片图 2-70 ……………………… 24
照片图 2-71 ……………………… 25
照片图 2-72 ……………………… 25
环状静脉曲张性混合痔 …………… 25
照片图 2-73 ……………………… 25
照片图 2-74 ……………………… 25
照片图 2-75 ……………………… 26
照片图 2-76 ……………………… 26
照片图 2-77 ……………………… 26
照片图 2-78 ……………………… 26
照片图 2-79 ……………………… 27
环状炎性水肿型混合痔 …………… 27
照片图 2-80 ……………………… 27
照片图 2-81 ……………………… 27
照片图 2-82 ……………………… 27
照片图 2-83 ……………………… 28

照片图 2-84 ……………………… 28
照片图 2-85 ……………………… 28
照片图 2-86 ……………………… 28
照片图 2-87 ……………………… 29
照片图 2-88 ……………………… 29
照片图 2-89 ……………………… 29
照片图 2-90 ……………………… 29
内痔注射术 ………………………… 30
照片图 2-91（A-F） ……………… 30
照片图 2-92（A-F） ……………… 31
照片图 2-93（A-B） ……………… 33
正确注射效果示例 ………………… 33
照片图 2-94（A-C） ……………… 33
照片图 2-95（A-C） ……………… 34
内痔结扎术 ………………………… 34
照片图 2-96（A-E） ……………… 34
照片图 2-97（A-E） ……………… 35
照片图 2-98（A-D） ……………… 37
结缔组织外痔切除术 ……………… 38
照片图 2-99 ……………………… 38
照片图 2-100 …………………… 38
照片图 2-101（A-D） …………… 38
静脉曲张性外痔切除术 …………… 39
照片图 2-102（A-L） …………… 39
血栓外痔切除术 …………………… 42
照片图 2-103（A-C） …………… 42
照片图 2-104（A-C） …………… 43
外痔切口选择示例 ………………… 44
照片图 2-105（A，B） …………… 44
照片图 2-106（A，B） …………… 44
照片图 2-107（A，B） …………… 45
混合痔外剥内扎切口 ……………… 45
示意图 2-2 ……………………… 45
混合痔外剥内扎的操作方法 ……… 46
照片图 2-108（A-I） …………… 46
照片图 2-109（A-I） …………… 48
混合痔外剥内扎术 ………………… 50
照片图 2-110（A-F） …………… 50
照片图 2-111（A-I） …………… 52
半环状混合痔外剥内扎术 ………… 54
照片图 2-112（A-L） …………… 54
环状嵌顿痔外剥内扎术 …………… 57
照片图 2-113（A-L） …………… 57
环状痔切口选择示例 ……………… 60

照片图 2-114（A，B） ················· 60
照片图 2-115（A，B） ················· 60
照片图 2-116（A，B） ················· 61
照片图 2-117（A，B） ················· 61
照片图 2-118（A，B） ················· 62
照片图 2-119（A，B） ················· 62
照片图 2-120（A，B） ················· 63
照片图 2-121（A，B） ················· 63
照片图 2-122（A，B） ················· 64

第三章 肛裂 ·············· 65
早期肛裂 ···················· 65
照片图 3-1 ···················· 65
照片图 3-2 ···················· 66
陈旧肛裂 ···················· 66
照片图 3-3 ···················· 66
照片图 3-4 ···················· 66
照片图 3-5 ···················· 66
照片图 3-6 ···················· 66
照片图 3-7 ···················· 67
照片图 3-8 ···················· 67
照片图 3-9 ···················· 67
照片图 3-10 ··················· 67
照片图 3-11 ··················· 67
照片图 3-12 ··················· 67
照片图 3-13 ··················· 68
照片图 3-14 ··················· 68
照片图 3-15 ··················· 68
照片图 3-16 ··················· 68
照片图 3-17 ··················· 68
照片图 3-18 ··················· 68
照片图 3-19 ··················· 69
照片图 3-20 ··················· 69
照片图 3-21 ··················· 69
照片图 3-22 ··················· 69
照片图 3-23 ··················· 69
照片图 3-24 ··················· 69
肛裂切除、内括约肌松解术 ······· 70
照片图 3-25（A-E） ············· 70
照片图 3-26（A-G） ············· 71
照片图 3-27（A-I） ············· 73
照片图 3-28（A-G） ············· 75

第四章 肛门直肠周围脓肿 ·········· 77

坐骨直肠窝脓肿 ················· 78
照片图 4-1 ···················· 78
照片图 4-2 ···················· 78
照片图 4-3 ···················· 78
照片图 4-4 ···················· 78
照片图 4-5 ···················· 78
照片图 4-6 ···················· 78
肛门后深间隙脓肿 ··············· 79
照片图 4-7 ···················· 79
照片图 4-8 ···················· 79
照片图 4-9 ···················· 79
照片图 4-10 ··················· 79
肛门前深间隙脓肿 ··············· 79
照片图 4-11 ··················· 79
低位肌间脓肿 ·················· 80
照片图 4-12 ··················· 80
照片图 4-13 ··················· 80
肛周皮下脓肿 ·················· 80
照片图 4-14 ··················· 80
照片图 4-15 ··················· 80
照片图 4-16 ··················· 80
照片图 4-17 ··················· 81
照片图 4-18 ··················· 81
照片图 4-19 ··················· 81
不同位置肛周脓肿 ··············· 81
示意图 4-1 ···················· 81
肛周脓肿手术切口 ··············· 82
示意图 4-2 ···················· 82
黏膜下脓肿手术切口 ············· 82
示意图 4-3 ···················· 82
肛周脓肿切开根治术 ············· 82
照片图 4-20（A-I） ············· 82
照片图 4-21（A-I） ············· 83
照片图 4-22（A-F） ············· 85
照片图 4-23（A-H） ············· 86
主灶切开对口引流术切口 ·········· 88
示意图 4-4 ···················· 88
肛周脓肿主灶切开对口引流术 ······· 88
照片图 4-24（A-F） ············· 88
照片图 4-25（A-I） ············· 90
马蹄形脓肿切口示例 ············· 92
照片图 4-26（A，B） ············· 92
照片图 4-27（A，B） ············· 92
照片图 4-28（A，B） ············· 93

钝性分离肛提肌 ·················· 94
   示意图 4-5 ··················· 94
乳胶管引流 ······················· 94
   示意图 4-6 ··················· 94
高位肛周脓肿低位切开高位乳胶管
  引流术 ······················· 94
   照片图 4-29（A-I） ············· 94
肛周脓肿切开引流术 ············· 97
   照片图 4-30（A-D） ············ 97
   照片图 4-31（A-F） ············· 98
   照片图 4-32（A-F） ············· 99
   照片图 4-33（A-D） ············ 100

第五章　肛门直肠瘘 ············· 102
肛瘘的形成过程 ················· 102
   示意图 5-1 ·················· 102
单纯性皮下肛瘘 ················· 103
   示意图 5-2 ·················· 103
   示意图 5-3 ·················· 103
   示意图 5-4 ·················· 103
复杂性皮下肛瘘 ················· 103
   示意图 5-5 ·················· 103
   示意图 5-6 ·················· 103
   示意图 5-7 ·················· 103
单纯性皮下肛瘘 ················· 103
   照片图 5-1 ·················· 103
   照片图 5-2 ·················· 103
   照片图 5-3 ·················· 103
单纯性低位肛瘘 ················· 104
   照片图 5-4 ·················· 104
   照片图 5-5 ·················· 104
   照片图 5-6 ·················· 104
单纯性高位肛瘘 ················· 104
   照片图 5-7 ·················· 104
   照片图 5-8 ·················· 105
   照片图 5-9 ·················· 105
复杂性皮下肛瘘 ················· 105
   照片图 5-10 ················· 105
   照片图 5-11 ················· 105
   照片图 5-12 ················· 105
   照片图 5-13 ················· 106
复杂性低位肛瘘 ················· 106
   照片图 5-14 ················· 106
   照片图 5-15 ················· 106

照片图 5-16 ··················· 106
照片图 5-17 ··················· 107
照片图 5-18 ··················· 107
照片图 5-19 ··················· 107
照片图 5-20 ··················· 107
复杂性高位肛瘘 ················· 108
   照片图 5-21 ················· 108
   照片图 5-22 ················· 108
   照片图 5-23 ················· 108
直肠前庭瘘 ······················ 108
   照片图 5-24 ················· 108
   照片图 5-25 ················· 108
结核性肛瘘 ······················ 108
   照片图 5-26（A，B） ··········· 108
肛瘘走行 ························· 109
   示意图 5-8 ·················· 109
探针探查肛瘘内口 ·············· 109
   照片图 5-27 ················· 109
双氧水灌注法探查肛瘘内口 ····· 110
   照片图 5-28（A，B） ··········· 110
   照片图 5-29（A，B） ··········· 110
双氧水灌注法探查瘘管走行 ····· 111
   照片图 5-30（A，B） ··········· 111
单纯性皮下和低位肛瘘手术切口 ·· 111
   示意图 5-9 ·················· 111
肛瘘切开根治术 ················· 111
   照片图 5-31（A-H） ············ 111
   照片图 5-32（A-I） ············ 113
   照片图 5-33（A-F） ············ 115
高位肛瘘乳胶管引流 ············ 117
   示意图 5-10 ················ 117
高位肛瘘低位切开，高位乳胶管引流术 ····· 117
   照片图 5-34（A-L） ············ 117
   照片图 5-35（A-I） ············ 120
   照片图 5-36（A-F） ············ 122
半马蹄形肛瘘弧形切开根治术 ········· 124
   照片图 5-37（A-F） ············ 124
   照片图 5-38（A-F） ············ 125
   照片图 5-39（A-C） ············ 127
复杂肛瘘主灶切开对口引流术 ··········· 127
   示意图 5-11 ················ 127
复杂肛瘘主灶切开对口引流术 ··········· 128
   照片图 5-40（A-G） ············ 128
马蹄形肛瘘主灶切开对口引流术 ········· 129

照片图 5-41（A-H） ················ 129
主灶切开对口引流法切口示例 ········ 131
照片图 5-42（A-C） ················ 131
照片图 5-43（A-C） ················ 132
照片图 5-44（A，B） ················ 133
照片图 5-45（A，B） ················ 133

第六章　肛门乳头状瘤················ 135
急性期肛乳头增生 ················ 135
照片图 6-1 ················ 135
慢性期肛乳头增生 ················ 135
照片图 6-2 ················ 135
照片图 6-3 ················ 136
急性期肛乳头瘤 ················ 136
照片图 6-4 ················ 136
照片图 6-5 ················ 136
照片图 6-6 ················ 136
慢性期肛乳头瘤 ················ 137
照片图 6-7 ················ 137
照片图 6-8 ················ 137
照片图 6-9 ················ 137
照片图 6-10 ················ 137
照片图 6-11 ················ 138
照片图 6-12 ················ 138
照片图 6-13 ················ 138
照片图 6-14 ················ 138
照片图 6-15 ················ 139
照片图 6-16 ················ 139
照片图 6-17 ················ 139
照片图 6-18 ················ 139
照片图 6-19 ················ 140
照片图 6-20 ················ 140
肛乳头瘤切除术 ················ 140
照片图 6-21 ················ 140
照片图 6-22（A-F） ················ 140
照片图 6-23（A-C） ················ 141

第七章　直肠脱垂················ 143
直肠黏膜松弛 ················ 144
照片图 7-1 ················ 144
照片图 7-2 ················ 144
Ⅰ度直肠脱垂 ················ 144
示意图 7-1 ················ 144
照片图 7-3 ················ 144

照片图 7-4 ················ 144
照片图 7-5 ················ 145
照片图 7-6 ················ 145
Ⅱ度直肠脱垂 ················ 145
示意图 7-2 ················ 145
照片图 7-7 ················ 145
照片图 7-8 ················ 145
照片图 7-9 ················ 146
照片图 7-10 ················ 146
照片图 7-11 ················ 146
照片图 7-12 ················ 146
Ⅲ度直肠脱垂 ················ 146
示意图 7-3 ················ 146
照片图 7-13 ················ 147
照片图 7-14 ················ 147
照片图 7-15 ················ 147
照片图 7-16 ················ 147
照片图 7-17 ················ 147
照片图 7-18 ················ 147
照片图 7-19 ················ 148
照片图 7-20 ················ 148
直肠黏膜内脱垂注射术 ················ 148
照片图 7-21（A，B） ················ 148
黏膜下注射加近心端结扎 ················ 149
示意图 7-4 ················ 149
近心端黏膜结扎固定示例 ················ 149
照片图 7-22 ················ 149
芍倍注射液黏膜下注射术，加近心端黏膜
结扎固定术 ················ 149
照片图 7-23（A-G） ················ 149
照片图 7-24（A-F） ················ 151
黏膜下注射加多点结扎 ················ 153
示意图 7-5 ················ 153
黏膜多点结扎固定示例 ················ 153
照片图 7-25（A-C） ················ 153
芍倍注射液黏膜下注射术，加黏膜多点结扎
固定术 ················ 154
照片图 7-26（A-Q） ················ 154
照片图 7-27（A-O） ················ 158

第八章　肛门周围皮肤病················ 162
肛门瘙痒症 ················ 162
照片图 8-1 ················ 162
照片图 8-2 ················ 162

照片图 8-3 ························ 163
照片图 8-4 ························ 163
急性肛周湿疹 ····················· 163
照片图 8-5 ························ 163
亚急性肛周湿疹 ··················· 164
照片图 8-6 ························ 164
慢性肛周湿疹 ····················· 164
照片图 8-7 ························ 164
照片图 8-8 ························ 164
肛周接触性皮炎 ··················· 165
照片图 8-9 ························ 165
肛周尖锐湿疣 ····················· 165
照片图 8-10 ······················ 165
照片图 8-11 ······················ 165

第九章　大肠息肉 ················· 167
大肠息肉 ························· 167
照片图 9-1 ························ 167
照片图 9-2 ························ 167
照片图 9-3 ························ 168
照片图 9-4 ························ 168
照片图 9-5 ························ 168
照片图 9-6 ························ 168

第十章　家族性腺瘤性息肉病 ········· 169
家族性腺瘤性息肉病 ··············· 169
照片图 10-1 ······················ 169
照片图 10-2 ······················ 169
照片图 10-3 ······················ 169
照片图 10-4 ······················ 170
照片图 10-5 ······················ 170
验案举隅 ························· 171
照片图 10-6（A，B） ··············· 171
照片图 10-7（A，B） ··············· 172

第十一章　肛周细菌感染性疾病 ······· 173
坏死性筋膜炎 ····················· 173
照片图 11-1（A，B） ··············· 173
照片图 11-2（A-C） ··············· 174
肛周化脓性汗腺炎 ················· 175
照片图 11-3（A，B） ··············· 175
照片图 11-4 ······················ 175
照片图 11-5 ······················ 175
初期化脓性汗腺炎切开引流术 ········ 176

照片图 11-6（A-F） ··············· 176
藏毛窦 ··························· 177
照片图 11-7 ······················ 177
照片图 11-8 ······················ 177
照片图 11-9 ······················ 178
照片图 11-10 ····················· 178
藏毛窦切开根治术 ················· 178
照片图 11-11（A-E） ·············· 178

第十二章　肛门直肠狭窄 ············ 180
肛门狭窄 ························· 180
照片图 12-1 ······················ 180
照片图 12-2 ······················ 180
照片图 12-3 ······················ 181
照片图 12-4 ······················ 181
照片图 12-5 ······················ 181
肛门狭窄切开松解加芍倍注射术 ······ 182
照片图 12-6（A-E） ··············· 182
直肠狭窄切开松解加芍倍注射术 ······ 183
照片图 12-7（A-D） ··············· 183

第十三章　肛肠手术后遗症 ·········· 185
术后出血 ························· 185
照片图 13-1 ······················ 185
照片图 13-2 ······················ 185
照片图 13-3 ······················ 185
直肠黏膜坏死（治疗示例） ·········· 186
照片图 13-4（A-C） ··············· 186
肛门畸形 ························· 187
照片图 13-5 ······················ 187
照片图 13-6 ······················ 187
照片图 13-7 ······················ 187
照片图 13-8 ······················ 187
照片图 13-9 ······················ 188
照片图 13-10 ····················· 188
肛管皮肤缺损 ····················· 188
照片图 13-11 ····················· 188
照片图 13-12（A-B） ·············· 189
照片图 13-13 ····················· 189
照片图 13-14 ····················· 189
照片图 13-15（A-C） ·············· 190

第十四章　其他肛肠科疾病介绍 ······· 191
肛周皮肤溃疡 ····················· 191

照片图 14-1 ································ 191

照片图 14-2 ································ 191

照片图 14-3 ································ 191

照片图 14-4 ································ 191

肛周皮肤溃疡（治疗示例） ············ 192

照片图 14-5（A-C） ···················· 192

大肠间质瘤（治疗示例） ·············· 193

照片图 14-6（A-C） ···················· 193

肛周皮脂腺囊肿（治疗示例） ········· 194

照片图 14-7（A-E） ···················· 194

黑斑息肉综合征 ······················· 195

照片图 14-8 ································ 195

照片图 14-9 ································ 195

照片图 14-10 ······························ 196

照片图 14-11 ······························ 196

照片图 14-12 ······························ 196

肠内异物 ································· 197

照片图 14-13 ······························ 197

照片图 14-14 ······························ 197

白塞病 ··································· 197

照片图 14-15 ······························ 197

照片图 14-16 ······························ 197

第一章 肛肠手术麻醉

肛肠手术常用麻醉方法主要有局部浸润麻醉法、蛛网膜下腔麻醉法以及骶管麻醉法,后两者均属于椎管内麻醉,需麻醉专科医师操作。本章主要介绍常用的局部浸润麻醉法。

一、局部菱形浸润麻醉

局部浸润麻醉是指患者神志清醒状态下,在手术部位分层注射局麻药,阻滞组织中的神经末梢,以减轻手术疼痛、松弛肌肉的麻醉方法。本节介绍的菱形麻醉是指沿肛周截石位 3、6、9、12 点为四角的菱形浸润麻醉的方法。因麻醉药物仅应用于身体局部,故并发症少、对患者生理功能影响小且完全可逆,安全性高。

1. 适应证 各类痔、肛裂、肛乳头肥大、单纯肛瘘、浅部肛周脓肿、直肠脱垂。

2. 麻醉药物 0.5% 或 1% 浓度利多卡因。

3. 操作方法 患者取侧卧位,常规消毒、铺巾。①在截石位 6 点,距肛缘 0.5cm 处,针头斜面紧贴皮肤进针,进入皮内后推注药液,造成直径 0.5~1cm 大小的皮丘。②经皮丘缓慢刺入,并按照回抽-推注-进针的方法逐层麻醉,直至肛管直肠环。③6 点注射完毕后,自该处皮丘进针,分别向 3 点和 9 点逐层浸润注药。④在 3、9 点位重复步骤①,并分别向 12 点注药。⑤在 12 点位置直进针麻醉,此处进针不能过深,避免刺穿、刺伤直肠阴道壁和前列腺。如肛瘘、肛周脓肿等切口较长,超出麻醉范围,还需补充浸润麻醉或行区域阻滞麻醉。全部麻醉完毕后,注射药量不宜超过 30ml,注射后可在注射部位加压按揉,使其在组织内形成张力性浸润,与神经末梢广泛接触,以增强麻醉效果。

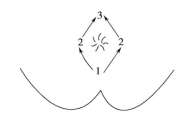

示意图 1-1 局部菱形浸润麻醉
数字为进针位置,箭头为注射方向

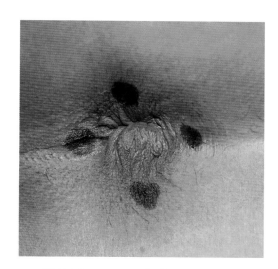

照片图 1-1A 局部菱形浸润麻醉
患者取右侧卧位,图中在肛缘处标记的四个点为大致进针位置。麻醉前见内痔未脱出,外痔较小

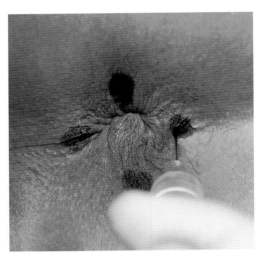

照片图 1-1B　局部菱形浸润麻醉

首先在 6 点位皮下注射,成一皮丘,再经皮丘缓慢刺入,并按照回抽-推注-进针的方法逐层麻醉,直至肛管直肠环

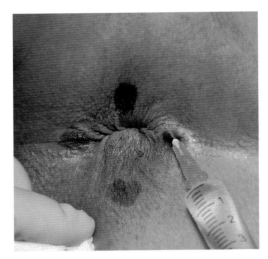

照片图 1-1D　局部菱形浸润麻醉

向 3 点位注射

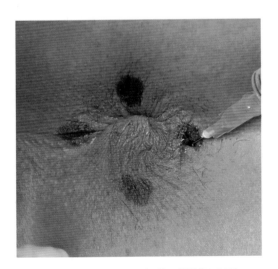

照片图 1-1C　局部菱形浸润麻醉

6 点位注射完毕后,仍从该处进针,向 9 点位注射

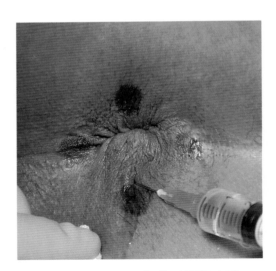

照片图 1-1E　局部菱形浸润麻醉

9 点位垂直进针注射完毕,自该处向 12 点位注射

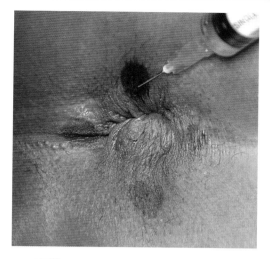

照片图 1-1F　局部菱形浸润麻醉
自 3 点位向 12 点位注射

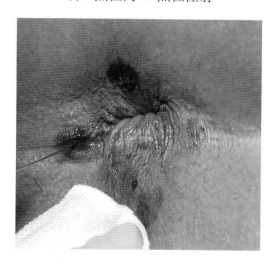

照片图 1-1G　局部菱形浸润麻醉
在 12 点位注射，注意进针不宜过深

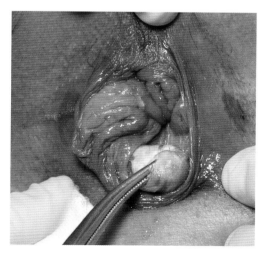

照片图 1-1H　局部菱形浸润麻醉
麻醉完毕后碘伏消毒肠腔，肛门松弛，痔体随棉球脱出

二、肛管浸润麻醉

　　肛管麻醉是指从齿线附近进针注入麻醉药物，阻滞外科肛管直肠部分及肛管直肠环的神经末梢，暂时使肛门直肠部失去感觉、肛管直肠环松弛的局麻方法。齿线以下皮肤由脊神经（肛门神经）支配，对针刺等疼痛反应敏感；齿线以上肛门直肠部为植物性神经支配，无痛觉，但胀满（如注射内痔时药液充满痔核）、牵拉、挤压等机械刺激仍会使其产生强烈的不适感觉。肛管麻醉不仅可避免普通局部麻醉在肛缘皮肤处进针时的刺痛、胀痛感，还可缓解注射、结扎等操作对直肠末端的机械刺激。

　　1. 适应证　各期内痔、肛乳头瘤。
　　2. 禁忌证　肛瘘、肛周脓肿等急慢炎性病变。
　　3. 麻醉药物　0.5% 或 0.25% 利多卡因。
　　4. 操作方法　患者取侧卧位，常规消毒、铺巾，麻醉开始后，在肛门镜下再次用碘伏消毒肛内齿线区域。选择截石位 3、6、9、12 点，紧邻齿线下缘的肛管皮肤作为注射进针位置，该处为皮肤和黏膜交界区，对痛觉不敏感。进针时注射器与肠腔呈 30°～45°角，直刺入肛管直肠环后，开始缓慢退针推注。一般在四个注射位置注射的总药量在 15～20ml，明显少于常规麻醉方法，需要注意的是 12 点处进针时不可过深，防止刺伤男性前列腺或穿透女性直肠阴道壁。麻醉后，肛镜即可自如进出肛门，而不造成明显的胀痛和压迫感，且痔核暴露清晰，有利于手术操作。

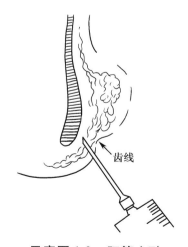

示意图 1-2　肛管麻醉
在紧邻齿线下缘的皮肤和黏膜交界处进针注射

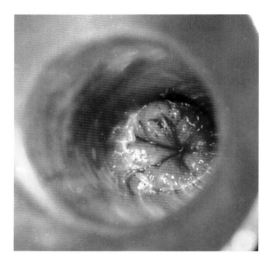

照片图 1-2A　肛管麻醉

患者取右侧卧位,麻醉前在肛镜下查看齿线位置,图中肛门镜上缘处即为齿线

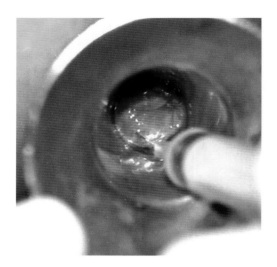

照片图 1-2C　肛管麻醉

在 9 点位注射,进针后退针给药

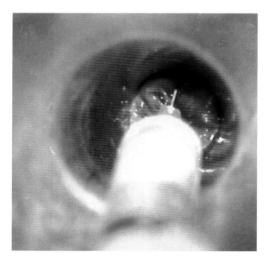

照片图 1-2B　肛管麻醉

肛门镜下在齿线下 3 点位注射,进针时与肠腔保持 30°～45°角

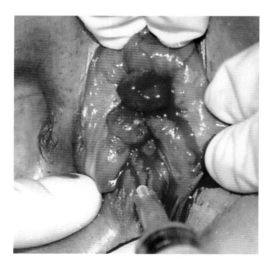

照片图 1-3A　肛管麻醉

肛管较短时,可在直视下注射

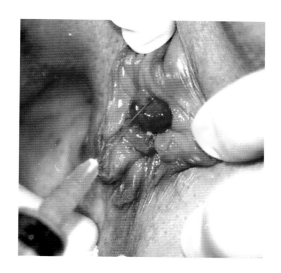

照片图 1-3B　肛管麻醉
3 点位注射

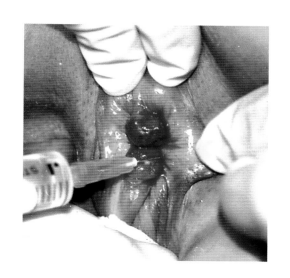

照片图 1-3C　肛管麻醉
6 点位注射

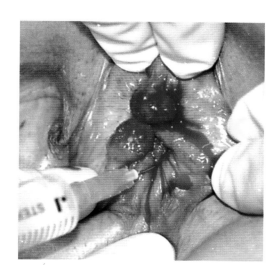

照片图 1-3D　肛管麻醉
9 点位注射

第二章 痔

【概述】

一般认为,痔是直肠末端黏膜下和肛管、肛缘皮肤下静脉丛血流瘀滞、扩张屈曲所形成的静脉团。痔是发病率最高的肛肠疾病,我国民间有"十人九痔"之说,任何年龄都可发病,并且随着年龄增长,发病率逐渐增高。东西方对痔都有较早的记载,西方国家始于古希腊时代,在我国"痔"的病名则首见于西周《山海经》:"……食者不肿,可以已痔",其后,西汉《五十二病方》首次详细地描述了痔的症状和治疗方法。至金元时期,对痔病因病机和治疗方面的认识有了较大的进展,并且对后世产生了较深刻的影响。

【病因和病理】

(一) 中医学病因病机

祖国医学对痔的病因病机的论述可总结归纳如下:

1. 饮食不节,过食辛辣肥甘、过饮醇酒,致湿热内生,瘀积于大肠。

2. 外感风热,劳扰血气,随经脉流溢,渗漏肠间,冲发肛门。

3. 饮食不节、脾胃受损,久泻、久痢、久咳致气血亏虚,妇女生产用力或多次生产,耗伤气血等使中气亏虚、提升无力。

4. 房室不节,精气脱泄,热毒乘虚下注。

5. 久坐久站、负重远行,或便秘久蹲、肛门努挣,使肛周气血运行不畅,结聚肛门。

(二) 病因和病理

1. 内痔的病因和病理变化

(1) 内痔的病因

1) 解剖学因素:人体常处于直立状态,血液回流相对困难,易瘀积而导致痔的形成和发展。

2) 饮食习惯:偏食或单一饮食为主时,粪便量少质硬,在肠道停留时间长,对直肠的压力大大增加;长期进食辛辣可刺激小静脉充血并产生炎症,使血管壁脆化、薄弱,引起静脉曲张。

3) 腹泻:稀便的反复刺激,可使直肠黏膜产生炎症,并影响黏膜下小血管,导致静脉曲张的发生。

4) 便秘:便秘常伴随大便干硬,当干硬的粪块下移时会对肠壁造成较大的压力,使静脉回流困难,静脉扩张形成痔。干硬的粪块还可将直肠黏膜向下推动,使其松弛和下移,导致脱出。

5) 腹腔压力增高:长时间的腹腔压力增高,如腹腔肿瘤、妊娠等可影响静脉回流,促使内痔的发生。

6) 门静脉高压:门静脉高压直接影响其远端痔内静脉丛的回流。

7) 括约肌收缩力降低:肛门直肠周围肌肉松弛,收缩功能下降,肛管和直肠腔压力同步下降,为维持正常压力,静脉丛代偿性扩张淤血。

8) 遗传因素:痔的发病常可见有家族聚集倾向,可能与先天静脉壁薄弱而易形成曲张这一遗传因素有关。

(2) 内痔的主要病理变化:肛门直肠周围动脉供血量增加,静脉回流减少,毛细血管和静脉曲张淤血,血管壁通透性增加,直肠黏膜下组织水肿增厚、结缔组织增生以及肌纤维疏松和断裂。

2. 外痔的病因和病理变化

(1) 血栓外痔:血栓外痔多由大便干燥、排便时用力努挣、剧烈运动、服用抗凝药物等因素导致,这些因素可使肛周皮下小静脉破裂,血液流出并淤积在皮下,凝固而成血栓。另外也有小部分是因血液直接在小静脉内淤滞凝固引起。

(2) 炎性外痔:多因肛周不洁、肛缘皮肤被反复摩擦牵拉或受内痔、肠炎及湿疹分泌物的反复刺激,充血、水肿而成。病理上主要表现为渗出。

(3) 结缔组织外痔:因肛缘皮肤受到外界刺激增生而形成,也可因炎性外痔或血栓外痔消退后,部分增生的皮肤及结缔组织不能被吸收,残留而成。

(4) 静脉曲张性外痔:病因和病理变化与内痔相同。

【分类和诊断】

根据痔的发生部位,可将其分为内痔、外痔和混合痔。发生在齿线以上的称为内痔,发生在齿线以下称为外痔,内外痔相连跨越齿线者为混合痔。痔的诊断一般并不困难,参照各种痔的特点,依据病史、症状和体征即可作出明确诊断。

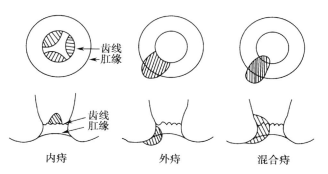

示意图 2-1　痔的分类

（一）内痔

内痔位于齿线以上,呈隆起的半球状。轻者无明显症状,较大较重者可出现便鲜血和痔核脱出,还可并发血栓和嵌顿。内痔分类方法众多,临床上以下两种分类法较常用:

1. 内痔四期分类法

（1）Ⅰ期:便时出鲜血,便后自行停止;无痔核脱出。

（2）Ⅱ期:常有便时出鲜血;排便时内痔脱出肛门,便后可自行还纳。

（3）Ⅲ期:可有便血;排便下蹲或久行久站、咳嗽、劳累、负重时,内痔脱出肛门,不能自行还纳,需手托复位。

（4）Ⅳ期:可有便血;持续脱出肛外或嵌顿,手托亦不能复位或复位后很快又脱出。

2. 内痔三型分类法(病变形态分类法)

（1）血管肿型:表面粗糙不平,色鲜红,呈草莓状,常有小的出血点和糜烂,质地柔软,黏膜薄,易出血。痔体内主要是增生和扩张的毛细血管。

（2）静脉曲张型:丛状隆起,表面光泽,呈紫红色,黏膜较厚不易出血。痔体内为曲张的痔静脉和增生的结缔组织。

（3）纤维化型:表面可部分呈灰白色,易脱出,因痔体内结缔组织增生明显,质地较硬而富有弹性,质体纤维化,不易出血。多见于Ⅲ、Ⅳ期内痔。

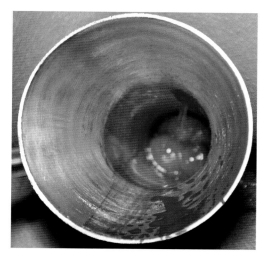

照片图 2-1　内痔出血

肛门镜下见痔核出血呈喷射状

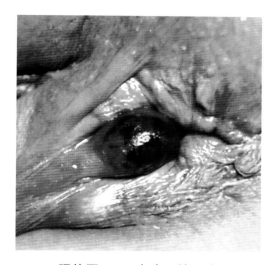

照片图 2-2　内痔血栓形成

内痔黏膜下血栓形成,临床少见

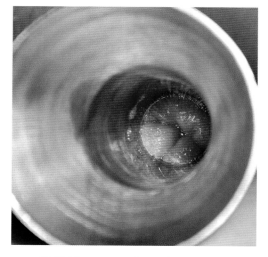

照片图 2-3　Ⅰ期血管肿型内痔

肛门镜下见内痔堵塞肠腔,无出血点和黏膜糜烂

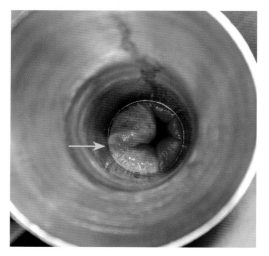

照片图 2-4　Ⅰ期血管肿型内痔
镜下见内痔隆起,部分堵塞肠腔,黏膜下形成血栓

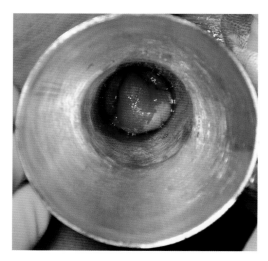

照片图 2-6　Ⅱ期血管肿型内痔
痔核隆起明显,便时可脱出,便后自行还纳

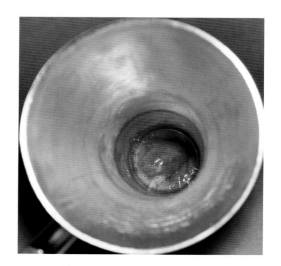

照片图 2-5　Ⅰ期血管肿型内痔
患者取右侧卧位,镜下见截石位 11 点痔核隆起明显,充血呈鲜红色。便时无脱出

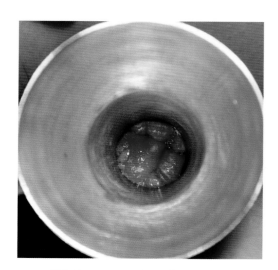

照片图 2-7　Ⅱ期血管肿型内痔
右侧卧位,截石位 11 点痔核明显,表面充血,呈鲜红色

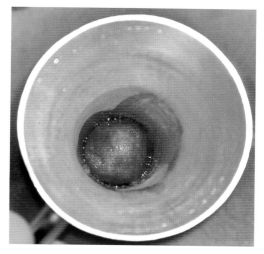

照片图 2-8　Ⅱ期血管肿型内痔
痔核隆起明显,表面粗糙,有纤维化倾向

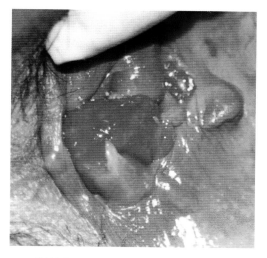

照片图 2-10　Ⅱ期血管肿型内痔
患者侧卧用力后痔核脱出可见,黏膜鲜红色,收缩肛门后可自行复原

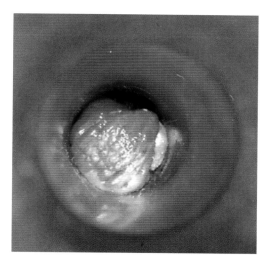

照片图 2-9　Ⅱ期血管肿型内痔
痔核隆起如草莓状,黏膜表面可见渗血点

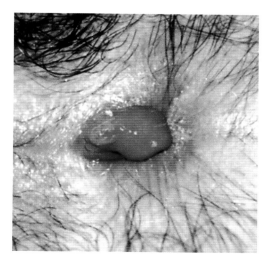

照片图 2-11　Ⅲ期血管肿型内痔
该患者齿线下移,用力后痔核脱出,不能自行还纳

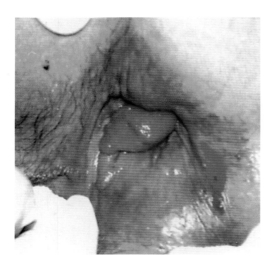

照片图 2-12　Ⅲ期血管肿型内痔
麻醉后见痔核脱出

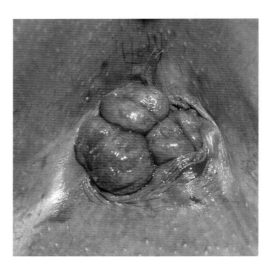

照片图 2-14　Ⅲ期静脉曲张型内痔
术中取右侧卧位,麻醉后截石位 3、7、11 点痔核脱出,表面光泽

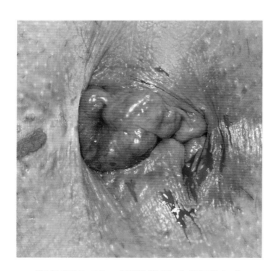

照片图 2-13　Ⅲ期静脉曲张型内痔
术中麻醉后自行脱出,痔核较大,表面光泽,呈紫红色

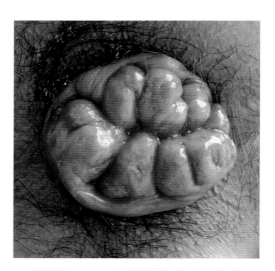

照片图 2-15　Ⅲ期静脉曲张型内痔
肛门用力后痔体翻出,数个紫红色痔核成环状,需手托还纳

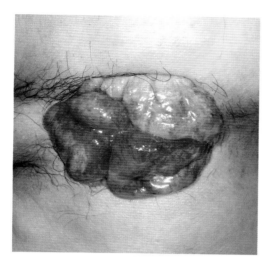

照片图 2-16 Ⅳ期静脉曲张型内痔
痔核长期反复脱出渗血,因外界刺激部分黏膜纤维化而呈苍白色

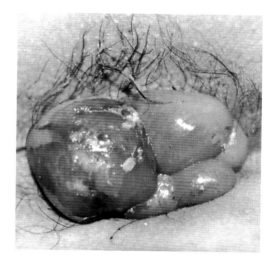

照片图 2-18 Ⅳ期内痔嵌顿
内痔嵌顿不能还纳,12 点痔黏膜颜色暗红,黏膜下有血栓形成

(二) 外痔

由痔外静脉丛曲张或肛缘炎症、结缔组织增生及皮下血液瘀滞形成。临床上将外痔分为4 类:

1. 结缔组织外痔 表面褶皱,颜色多与肛周皮肤类似或稍暗,大小不等,形状不规则。痔内没有或只有较少的曲张静脉,结缔组织增生较明显。

2. 静脉曲张性外痔 由齿线以下的痔静脉丛曲张引起,沿肛缘形成的环状或其他形状的隆起,质地柔软。下蹲或做其他引起腹压增加的动作后可加重,多无明显症状。痔体内是曲张淤血的静脉团块。

3. 血栓性外痔 在肛周皮下呈圆形或近圆形隆起,局部胀痛明显。好发于肛缘截石位 3、9 点。

4. 炎性外痔 肛缘皮赘或皮肤皱襞因炎症刺激形成,局部红、肿、热、痛明显。

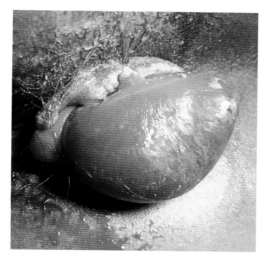

照片图 2-17 Ⅳ期纤维化型内痔
痔体较大,表面部分呈灰白色,脱出后不能还纳

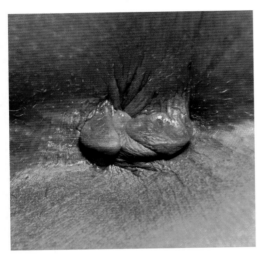

照片图 2-19 结缔组织外痔
痔体位于截石位 6～12 点,颜色暗,形状不规则

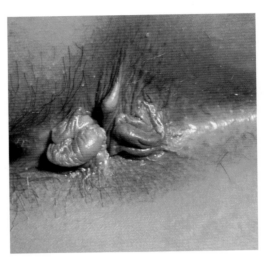

照片图 2-21 结缔组织外痔
截石位 3、6、12 点分别形成大小不一的皮赘,表面褶皱,形状不规则

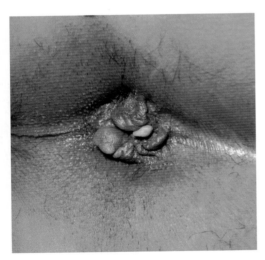

照片图 2-20 结缔组织外痔
3 个较大痔体分别位于截石位 3、7、11 点,每两个痔体间存在小皮肤褶皱

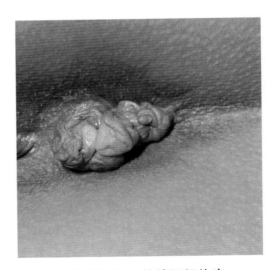

照片图 2-22 结缔组织外痔
增生结缔组织形成一团,位于肛门外,褶皱明显,形状不规则

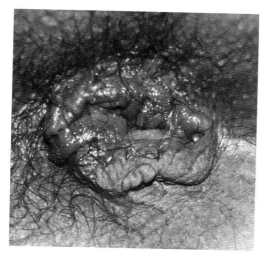

照片图 2-23　结缔组织外痔
肛缘可见环状结缔组织增生,颜色暗,褶皱

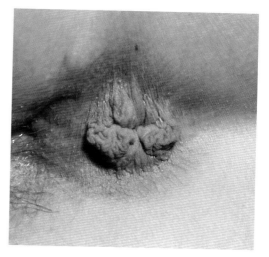

照片图 2-25　结缔组织外痔
较大的外痔大致位于截石位 3、7、11 点,形状
不规则

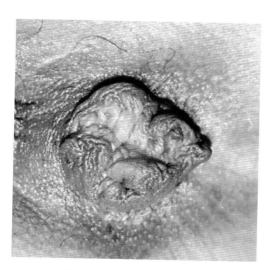

照片图 2-24　结缔组织外痔
肛缘结缔组织增生,成唇状突起

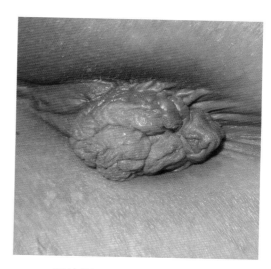

照片图 2-26　结缔组织外痔
褶皱的痔体环绕肛缘,4、9、11 点可见分界

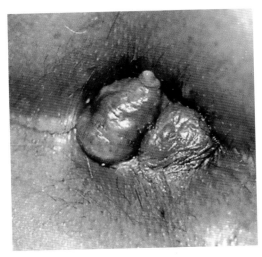

照片图 2-27 静脉曲张性外痔
痔体位于肛缘 7 点、10 点,因皮下静脉曲张而隆起明显

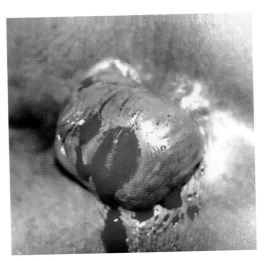

照片图 2-29 静脉曲张性外痔
术中麻醉后肛缘 7～12 点可见隆起静脉曲张团,约 2cm×3cm 大小

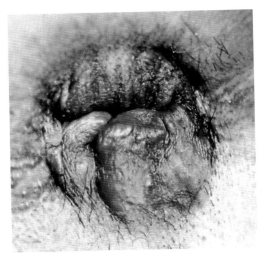

照片图 2-28 静脉曲张性外痔
右侧卧位下,肛缘 9 点因静脉曲张隆起明显

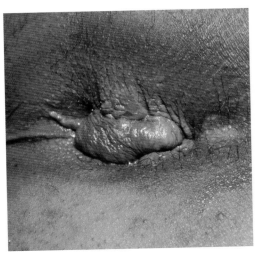

照片图 2-30 静脉曲张性外痔
痔体位于截石位 1～6 点,麻醉后翻出

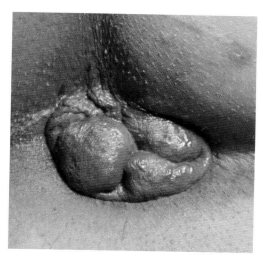

照片图 **2-31** 　静脉曲张性外痔
痔体较大,自截石位 4 点连续至 2 点,痔内 3
个主要静脉团形状不规则

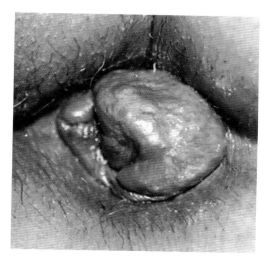

照片图 **2-33** 　静脉曲张性外痔
肛门处见较大隆起,静脉曲张明显,触之
柔软

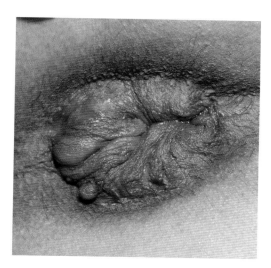

照片图 **2-32** 　静脉曲张性外痔
麻醉后肛门松弛,肛缘可见环状隆起,皮下
为静脉曲张团,质软

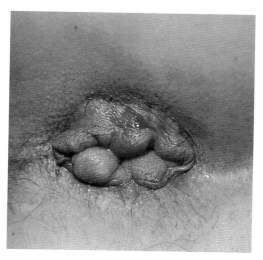

照片图 **2-34** 　静脉曲张性外痔
主要痔体位于 1、3、5、7、11 点,且相连呈环状

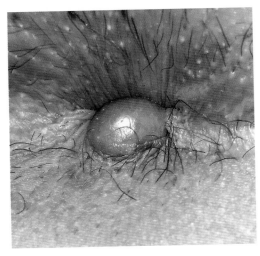

照片图 2-35　血栓外痔
患者右侧卧位,痔体位于截石位 9 点,呈半
圆形隆起,色暗,按压时疼痛明显,质地较硬

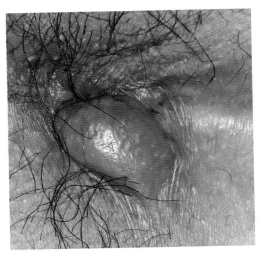

照片图 2-37　血栓外痔
痔体位于截石位 9 点,近半圆形,可见皮下
血栓,色暗

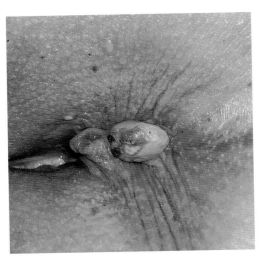

照片图 2-36　血栓外痔
痔体呈圆形,表面苍白色,皮肤破损

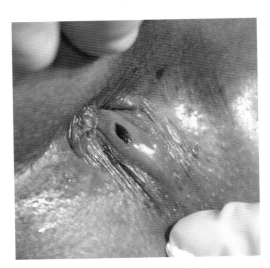

照片图 2-38　血栓外痔
痔体皮肤因行走摩擦而破损,血栓部分暴露

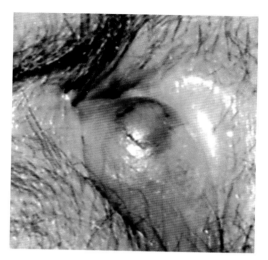

照片图 2-39　血栓外痔
肛缘痔体隆起,可见黑褐色血栓位于痔体内

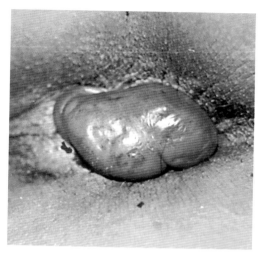

照片图 2-41　血栓外痔
痔体位于右侧肛缘,色暗,触之质硬

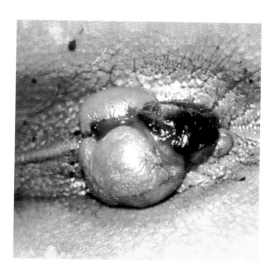

照片图 2-40　血栓外痔
痔体位于截石位 10~2 点,皮肤破溃后痔体
内血栓外溢

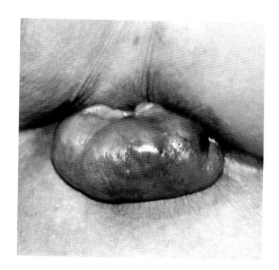

照片图 2-42　血栓外痔
痔体较大,因血栓形成而色暗

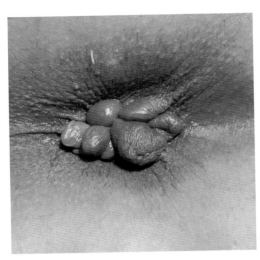

照片图 2-43　炎性外痔
结缔组织外痔因炎症刺激水肿,外形较前饱
满,水肿部位光泽

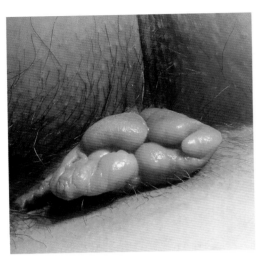

照片图 2-45　炎性外痔
外形饱满、表面光泽,可引起坠胀灼痛

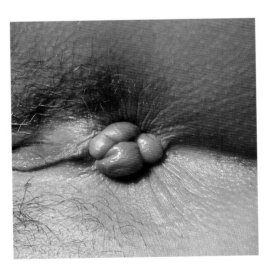

照片图 2-44　炎性外痔
痔体炎性水肿,外形饱满光泽

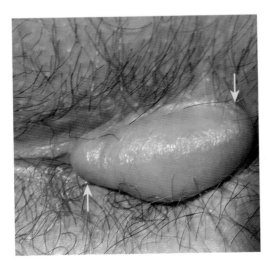

照片图 2-46　炎性外痔
痔体较大,水肿明显,伴截石位 6 点、12 点血
栓形成

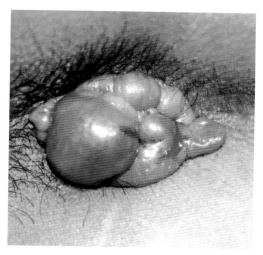

照片图 2-47　炎性外痔
肛缘结缔组织外痔因炎症刺激水肿，外形光泽饱满

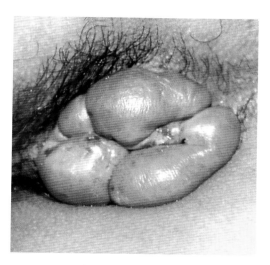

照片图 2-49　炎性外痔
肛缘环状水肿，主要为截石位 3、7、11 点，外形饱满、表面光泽

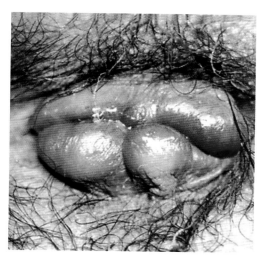

照片图 2-48　炎性外痔
痔体炎性水肿，外形饱满近环状

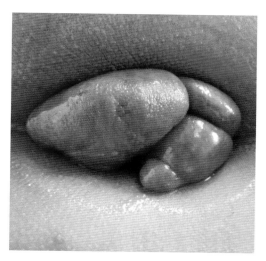

照片图 2-50　炎性外痔
患者右侧卧位，肛缘截石位 4、7、12 点外痔呈炎性水肿

（三）混合痔

混合痔由内痔和外痔两部分组成,分别有内痔与外痔两种特征,其分类方法众多。笔者认为,将混合痔按其齿线以下外痔部分的形态和性质进行分类,在临床上较为实用。

1. 按外痔形态分类

（1）非环状:有一个或多个痔体,分界清晰且不连续,大小均不及肛缘1/2。

（2）半环状:外痔累及肛缘1/2或更多,但非全部。

（3）环状:外痔累及全部肛缘。

2. 按外痔性质分类

（1）结缔组织型。

（2）静脉曲张性。

（3）炎性水肿型。

在混合痔前加入外痔形态和性质的前缀,如"环状静脉曲张性混合痔"、"半环状炎性水肿型混合痔"、"非环状结缔组织型混合痔"可将其特点充分描述,有利于临床诊治。

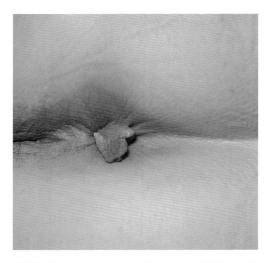

照片图 **2-51**　非环状结缔组织型混合痔
痔体单发,位于截石位5~6点,外痔部分为增生结缔组织

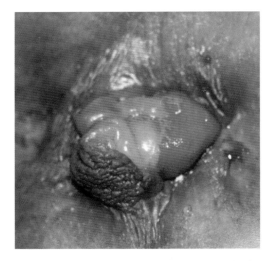

照片图 **2-52**　非环状结缔组织型混合痔
外痔褶皱、色暗,内痔呈血管肿型,颜色鲜红

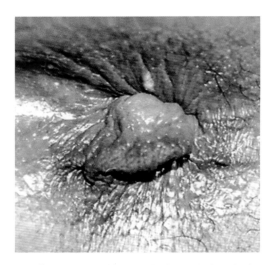

照片图 **2-53**　非环状结缔组织型混合痔
外痔单一,呈结缔组织型

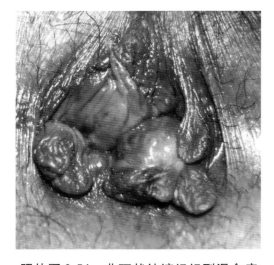

照片图 **2-54**　非环状结缔组织型混合痔
外痔为数个较小的皮肤褶皱

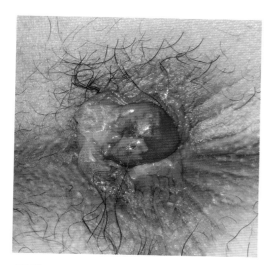

照片图 2-55　非环状静脉曲张性混合痔
齿线以下外痔未及肛缘 1/2,皮肤褶皱,呈结缔组织型

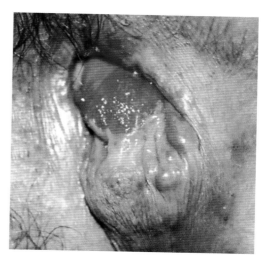

照片图 2-57　非环状静脉曲张性混合痔
痔体隆起,齿线以上黏膜糜烂

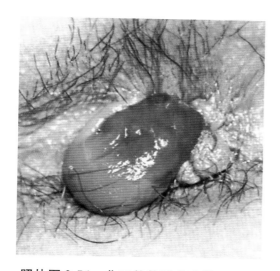

照片图 2-56　非环状静脉曲张性混合痔
痔体外形隆起,内为静脉曲张团。齿线以上黏膜呈暗红色,齿线以下肛管皮肤呈粉红色

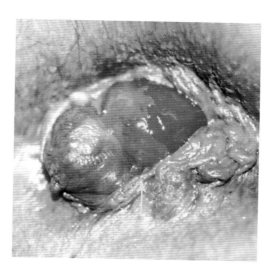

照片图 2-58　非环状静脉曲张性混合痔
呈哑铃状,中间沟为齿线,外痔静脉曲张呈球状

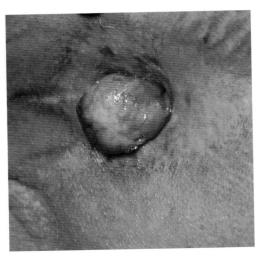

照片图 2-59　非环状静脉曲张性混合痔
痔体位于截石位 9～12 点,内痔属血管肿型

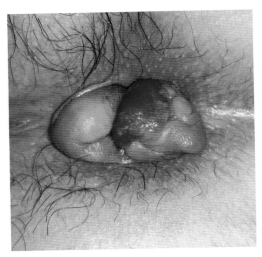

照片图 2-61　非环状炎性水肿型混合痔
大体位于截石位 6 点和 12 点,外痔部分炎性
水肿,内痔充血色鲜红

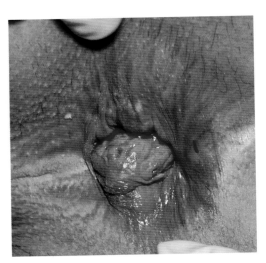

照片图 2-60　非环状静脉曲张性混合痔
痔体位于截石位 9～11 点,静脉曲张明显,外
痔部分小,内痔较大

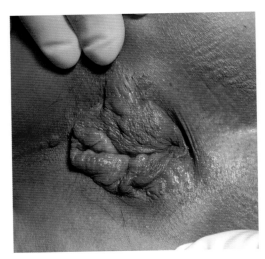

照片图 2-62　半环状结缔组织型混合痔
外痔以结缔组织为主,累及截石位 5～7 点以
外的全部肛缘,麻醉后见内痔部分脱出

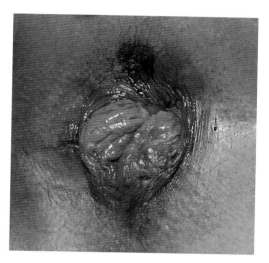

照片图 2-63　半环状结缔组织型混合痔
麻醉后见内痔脱出，外痔结缔组织型，位于
截石位 6～12 点位

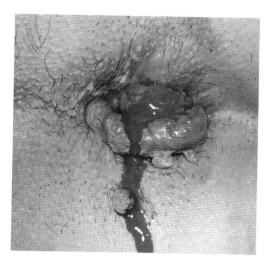

照片图 2-65　半环状静脉曲张性混合痔
麻醉后外痔脱出隆起，位于截石位 6～12 点
位，内痔黏膜糜烂出血

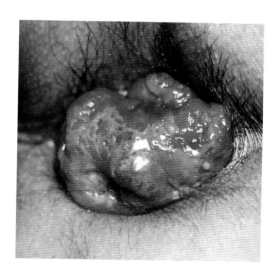

照片图 2-64　半环状静脉曲张性混合痔
患者取右侧卧位，痔体位于截石位 5～12 点
位，内痔黏膜糜烂

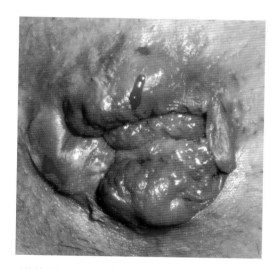

照片图 2-66　半环状静脉曲张性混合痔
右侧卧位时，痔体大致位于截石位 3、7、11
点，静脉曲张明显，麻醉后可见静脉曲张型
内痔核

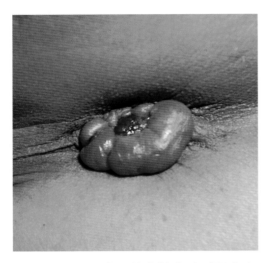

照片图 2-67　半环状炎性水肿型混合痔
外痔炎性水肿明显,呈半环状,不能还纳;内痔因循环不畅,充血后形成血栓

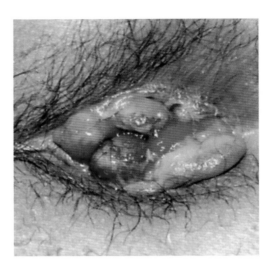

照片图 2-69　半环状炎性水肿型混合痔
截石位 12～3 点、5～11 点痔体炎性嵌顿不能还纳,10 点痔核内血栓形成

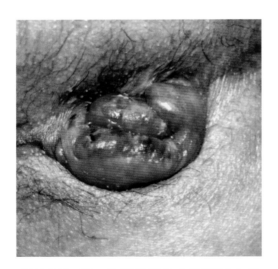

照片图 2-68　半环状炎性水肿型混合痔
右侧肛缘见痔体呈半环状隆起,不能还纳,齿线上下痔体内均有较多血栓形成

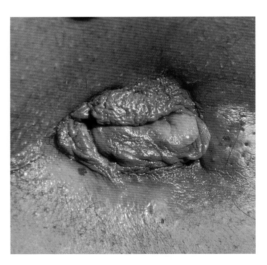

照片图 2-70　环状结缔组织型混合痔
外痔为增生结缔组织,色暗、褶皱,累及全部肛缘而呈环状

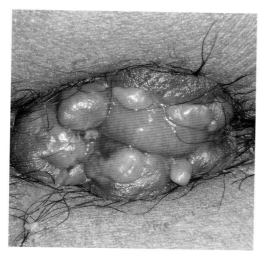

照片图 2-71 环状结缔组织型混合痔
外痔相对较小,稍用力内痔即脱出,痔体呈环状

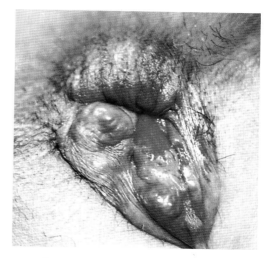

照片图 2-73 环状静脉曲张性混合痔
外痔呈环状静脉曲张,术中止血钳牵拉可见齿线以上痔核

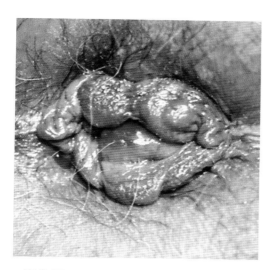

照片图 2-72 环状结缔组织型混合痔
外痔为结缔组织型,呈环状

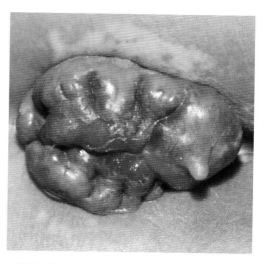

照片图 2-74 环状静脉曲张性混合痔
患者用力后痔体脱出,呈环状,静脉曲张明显

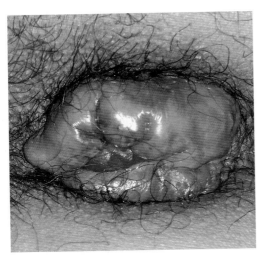

照片图 2-75 环状静脉曲张性混合痔
痔体呈环状,右侧卧位时见截石位 12～6 点部分静脉曲张明显,7～11 点部分相对较小,内痔部分暴露,黏膜呈暗红色

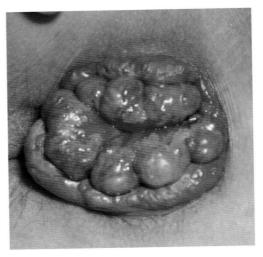

照片图 2-77 环状静脉曲张性混合痔
痔体全部翻出,内痔位于截石位 3、7、11 点母痔区,黏膜糜烂,外痔呈环状,静脉曲张明显

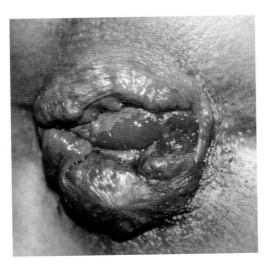

照片图 2-76 环状静脉曲张性混合痔
两痔体位于截石位 12～6 点和 6～12 点,相连呈环状

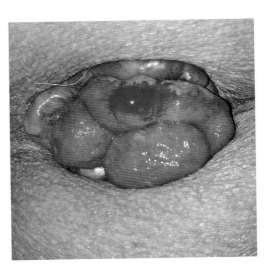

照片图 2-78 环状静脉曲张性混合痔
患者用力后痔体脱出,内痔主要位于 3、7、11 点母痔区,有渗血

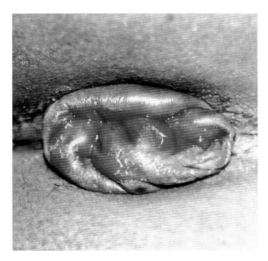

照片图 2-79　环状静脉曲张性混合痔
患者用力后痔翻出,外痔为静脉曲张性,呈
环状

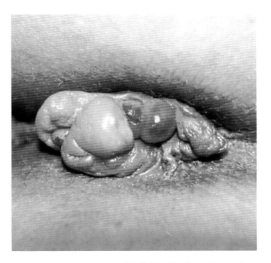

照片图 2-81　环状炎性水肿型混合痔
外痔本为环状结缔组织型,受炎症刺激后,
截石位 8~3 点痔体水肿明显,炎症未累及的
4~7 点痔体仍为褶皱的结缔组织型

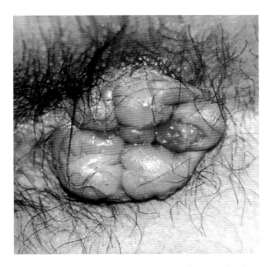

照片图 2-80　环状炎性水肿型混合痔
外痔水肿,相连呈环状,可还纳

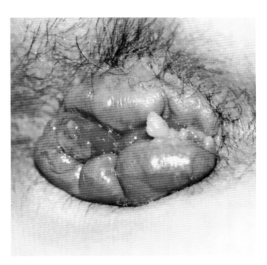

照片图 2-82　环状炎性水肿型混合痔
齿线以下肛缘环状水肿,齿线以上内痔核脱
出可见

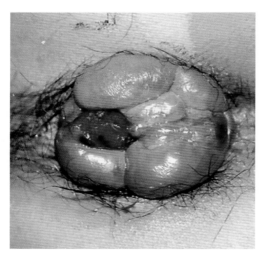

照片图 2-83　环状炎性水肿型混合痔
肛缘水肿呈环状,不能还纳,内痔血栓形成

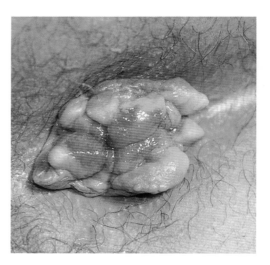

照片图 2-85　环状炎性水肿型混合痔
肛缘结缔组织外痔因炎性水肿而外形饱满,
痔体未嵌顿尚可还纳

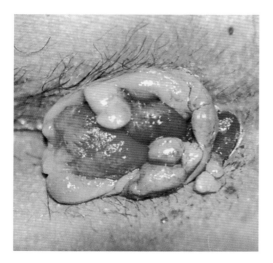

照片图 2-84　环状炎性水肿型混合痔
齿线以上内痔核较大,表面黏膜充血,齿线
以下原为结缔组织外痔,炎症刺激后外形较
饱满

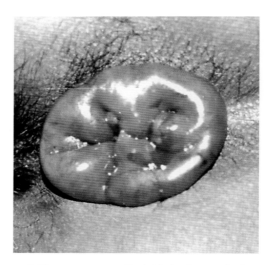

照片图 2-86　环状炎性水肿型混合痔
肛缘环状水肿,嵌顿不能还纳,痔体内散在
血栓形成

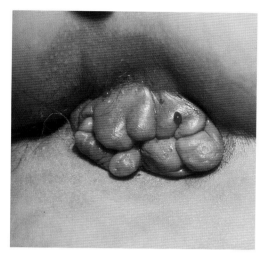

照片图 2-87　环状炎性水肿型混合痔
外痔部分炎性水肿,相连成环状

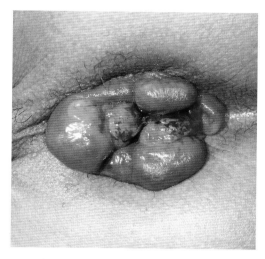

照片图 2-89　环状炎性水肿型混合痔
痔体炎性水肿并嵌顿,伴血栓形成,内痔黏膜充血

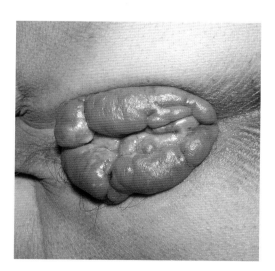

照片图 2-88　环状炎性水肿型混合痔
痔体炎性水肿并嵌顿,外痔部分呈环状

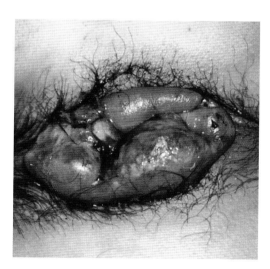

照片图 2-90　环状炎性水肿型混合痔
嵌顿时间较长,痔体内广泛形成血栓,部分坏死

【治疗】

安氏疗法治疗痔主要采用注射法和手术疗法，注射药物是由安阿玥教授发明的芍倍注射液，该药物属收敛萎缩剂，至今临床上已使用近 30 年，效果肯定。现将具体方法介绍如下：

（一）芍倍注射液注射术

1. 适应证　Ⅰ、Ⅱ期内痔和其他较大内痔出血暂不宜手术者。

2. 使用药物　2∶1 浓度芍倍注射液（2 单位芍倍注射液加 1 单位 0.5% 利多卡因，亦可根据疾病严重程度选择 1∶1 浓度或原液，下同）。

3. 操作方法　患者取侧卧位，常规消毒铺巾，行肛管局部麻醉。在肛门镜下查看需注射治疗的痔核，先选择其中较小者在镜下充分暴露。在痔核中心隆起处斜刺进针，遇肌抵抗感后退针缓慢推注给药。注射药量以注射后痔核均匀饱满充盈、黏膜呈粉红色为佳。注射完毕后，再依次从小到大注射其他痔核。棉球置入肠腔内压迫针孔止血，术毕。

4. 术后处理　术后当日少量进食，次日起正常饮食。常规使用抗菌药物 3 天预防感染。术后 24 ~ 48 小时可排便，无需换药。

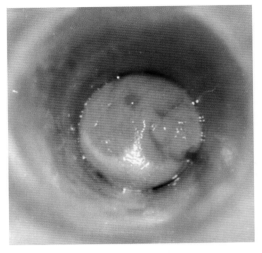

照片图 2-91B　内痔注射术

肛镜深插，在痔核中部进针，黏膜下注药，注射后黏膜已较前饱满，出血点为注射针孔

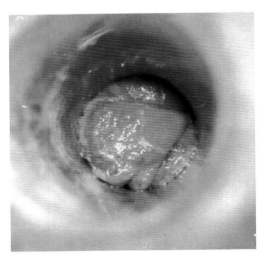

照片图 2-91A　内痔注射术

注射前，肛镜下见Ⅱ期血管肿型内痔，表面呈深红色

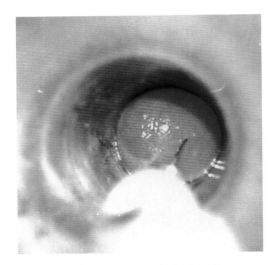

照片图 2-91C　内痔注射术

继续向该痔核退针注射，至其黏膜饱满充盈、呈粉红色

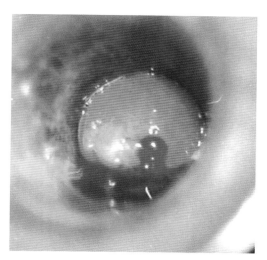

照片图 2-91D 内痔注射术
注射后针孔可有出血,可以棉球压迫止血,
量少时无需处理

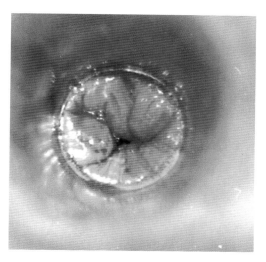

照片图 2-91F 内痔注射术
注射后 3 天复查,见痔已完全萎缩,显露
肠腔

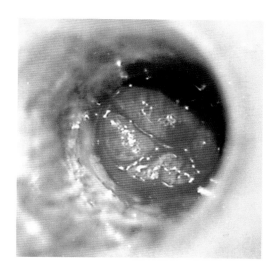

照片图 2-91E 内痔注射术
注射后约 5 分钟,肛门镜进入检查,痔核已
部分萎缩

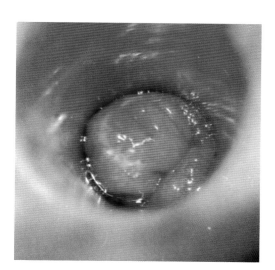

照片图 2-92A 内痔注射术
注射前,镜下所暴露痔核黏膜稍有松弛,呈
粉红色

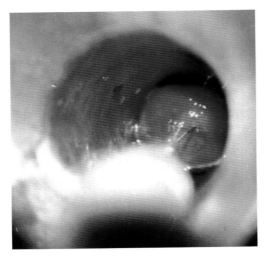

照片图 2-92B　内痔注射术
注射中,进针后遇抵抗感后退针给药

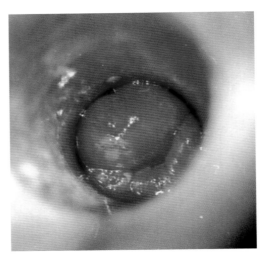

照片图 2-92D　内痔注射术
一点注药后,再次进镜,见已注射的痔体饱
满光亮,无需补充注射,可继续注射其他
痔核

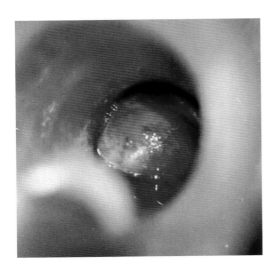

照片图 2-92C　内痔注射术
注药过程中,随黏膜隆起退针退镜,使药液
扩散。图中黏膜已呈淡粉色

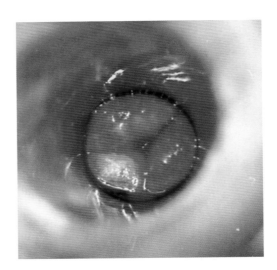

照片图 2-92E　内痔注射术
注射完毕,镜下见痔核饱满,肠腔显露呈三
角形

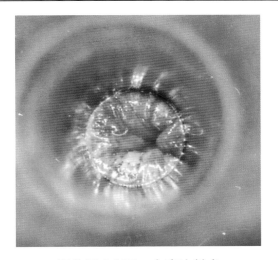

照片图 2-92F　内痔注射术
注射后 3 天,肛门镜下见痔核基本萎缩

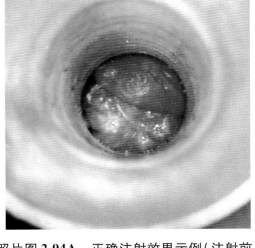

照片图 2-94A　正确注射效果示例(注射前)

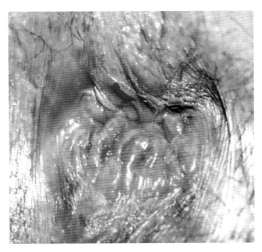

照片图 2-93A　内痔注射术
该患者肛管较短,齿线痔核外露

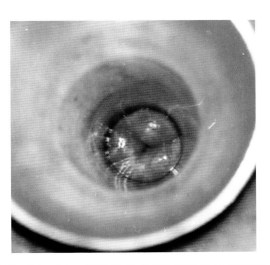

照片图 2-94B　正确注射效果示例(注射后即刻)

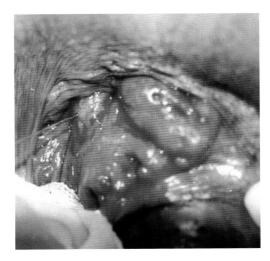

照片图 2-93B　内痔注射术
注射可在直视下进行,注射方法和原则与镜
下注射相同

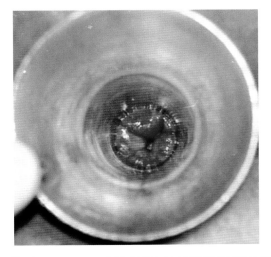

照片图 2-94C　正确注射效果示例(注射后三日)

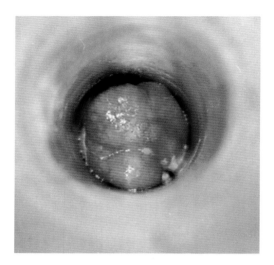

照片图 2-95A　正确注射效果示例（注射前）

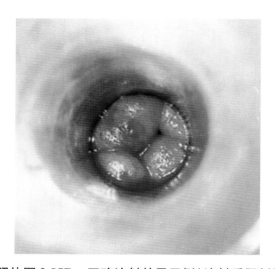

照片图 2-95B　正确注射效果示例（注射后即刻）

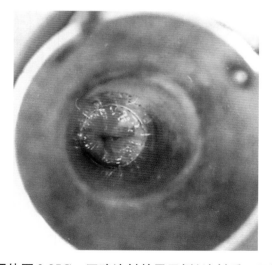

照片图 2-95C　正确注射效果示例（注射后三日）

5. 功效　芍倍注射法除对内痔核具有以上所介绍的萎缩、化瘀作用，注射后还可对外痔产生收敛、悬提之功效。

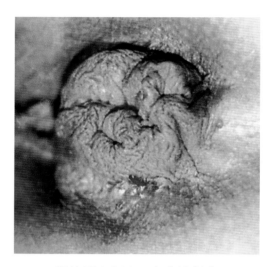

照片图 2-96A　内痔注射术

注射前，见外痔属环状结缔组织型，肛缘皮肤褶皱

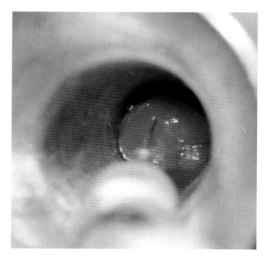

照片图 2-96B　内痔注射术

镜下可见内痔核隆起，进针后缓慢注射

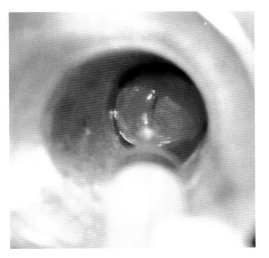

照片图 2-96C　内痔注射术
注射时退针退镜,使药液充盈

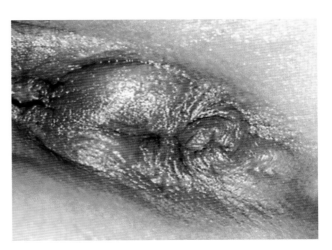

照片图 2-96E　内痔注射术
同法注射其他痔核后,外痔虽未切除,但随
着内痔的萎缩,也被收敛悬提,肛缘明显较
注射前平整

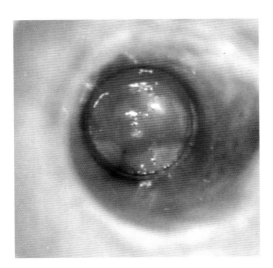

照片图 2-96D　内痔注射术
注射后的痔核应饱满光亮

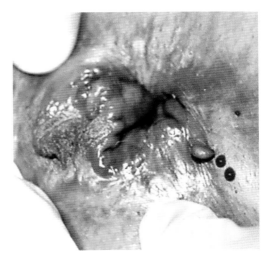

照片图 2-97A　内痔注射术
注射前,见外痔属静脉曲张性,12 点内痔显露

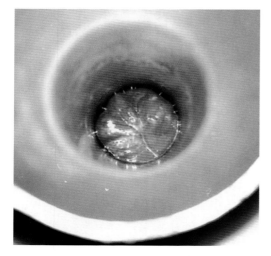

照片图 2-97B　内痔注射术
镜下可见内痔核隆起,充满肠腔

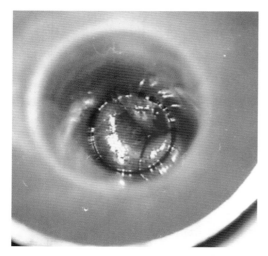

照片图 2-97C　内痔注射术
注射后即刻,内痔已萎缩,肠腔显露

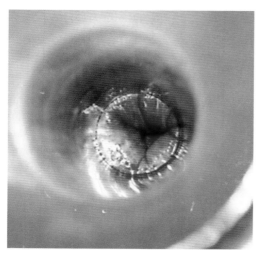

照片图 2-97D　内痔注射术
注射后 3 天,镜下见痔核进一步萎缩

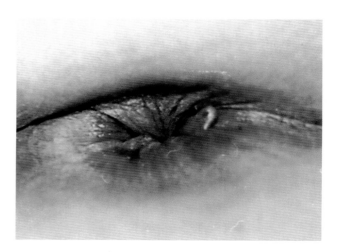

照片图 2-97E　内痔注射术
注射后,肛缘外痔收敛悬提,肛门回缩

6. 操作要点和注意事项　安阿玥教授提出"见痔进针,退针给药,先小后大,饱满为度"的芍倍注射原则。

(1) 见痔进针:肛门镜下见到痔核时,即可进行注射。

(2) 退针给药:遇肌抵抗感后退针注射,防止药物进入肌层。

(3) 先小后大:注射时先选择较小的痔核,再选择较大的,逐个注射,防止遗漏。痔核小注射药量少,痔核大则药量随之增加。

(4) 饱满为度:每处痔核注射完毕后须有光亮饱满的感觉,呈淡粉色,如果痔核表面变白,说明注射过浅(黏膜内)。

(二) 芍倍注射液注射术加内痔结扎术

1. 适应证　Ⅲ、Ⅳ期内痔。

2. 使用药物　2∶1浓度芍倍注射液。

3. 操作方法　患者取侧卧位,常规消毒铺巾,行肛管局部麻醉。麻醉后使平时脱出的痔核充分暴露,直视或在肛门镜下依次结扎脱出痔核的上 1/3～1/2 部分,残端较大时可部分切除。在肛门镜下分别注射较小未脱出的痔核和脱出痔核的下半部分,注射方法与单纯注射术相同。

4. 术后处理　术后当日少量进食,次日起正常饮食。常规使用抗菌药物 3 天预防感染。术后 24～48 小时可排便,无需换药。

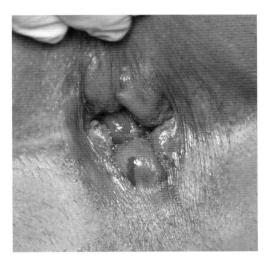

照片图 2-98A　内痔结扎术

患者取右侧卧位,麻醉后可见血管肿型内痔,痔体表面渗血

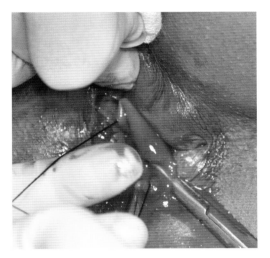

照片图 2-98C　内痔结扎术

在止血钳下方用丝线结扎

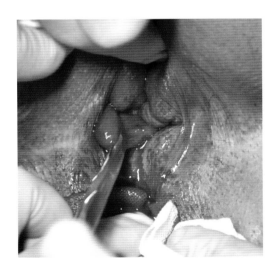

照片图 2-98B　内痔结扎术

术中,用止血钳钳夹痔体中上部

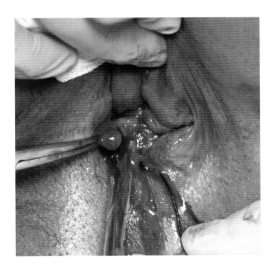

照片图 2-98D　内痔结扎术

结扎痔核较大时,需剪除残端(注射法见"内痔注射术",下同)

5. 操作要点和注意事项　结扎内痔,安阿玥教授提出应遵循"不同平面、不同深浅"原则。

（1）不同平面:根据痔核位置,错落结扎,使各结扎点不在同一直肠横截面上,以防止多个瘢痕同时挛缩而发生直肠狭窄。

（2）不同深浅:痔核大小不同,结扎的深度也不同。按比例,小痔核应少结扎,但不少于全部的1/3;大痔核应多结扎,但不需超过痔核全部的1/2。

（3）结扎内痔和出血点后保留较长的残余线头,不仅可起到引流分泌物的作用,还可防止出现肉芽组织包裹后创面不愈合的情况。

（三）外痔切除术

1. 适应证　血栓性、静脉曲张性及结缔组织外痔。

2. 结缔组织外痔的手术方法　患者取侧卧位,常规消毒铺巾,行局部麻醉。痔体较小、范围局限在肛缘和肛管下部者,用止血钳将其提起,放射状剪除即可;痔体较大、范围直至齿线者,需作梭形切口并剥离至齿线以上,并且结扎根部切除多余组织。最后止血,包扎固定,术毕。

3. 静脉曲张型外痔的手术方法　患者取侧卧位,常规消毒铺巾,行局部麻醉。在肛缘选取静脉曲张明显处作为手术切除的位置,通常为截石位3、7、11点。用止血钳提起痔体后,放射状切口将其剪除,再剥离或结扎未剥净的静脉团即可,对于痔体较大、范围至齿线者,则需将切口延至齿线以上,并结扎根部切除多余组织。同法处理其他位置外痔后,止血、包扎固定,术毕。

4. 血栓外痔的手术方法　患者取侧卧位,常规消毒铺巾,行局部麻醉。用止血钳提起血栓远端皮肤,以肛门为中心做一放射状切口,沿切口将血栓和部分覆盖皮肤一并剥离并取出,并使创口呈放射状梭形,修剪皮缘,止血并包扎固定,术毕。

5. 外痔切除术的术后处理　术后当日少量进食,次日起正常饮食。常规使用抗菌药物3天预防感染。术后24~48小时可排便,便后每日换药。

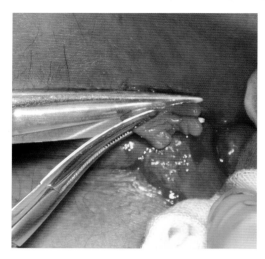

照片图 2-99　结缔组织外痔切除术
痔体较小,局限于肛管、肛周未及齿线者,可将其提起后直接切除

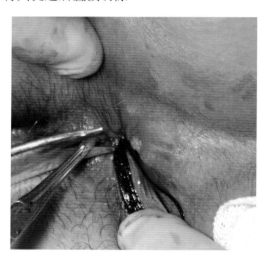

照片图 2-100　结缔组织外痔切除术
痔体较小者提起后直接切除

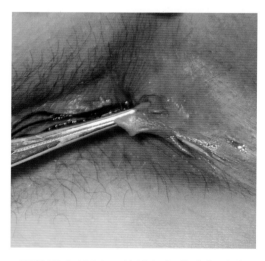

照片图 2-101A　结缔组织外痔切除术
痔体较大、范围至齿线。提起后做放射状切口

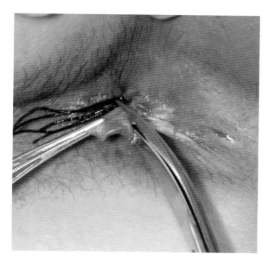

照片图 2-101B　结缔组织外痔切除术
提起痔体后做放射状切口,并将切口延至齿线以上

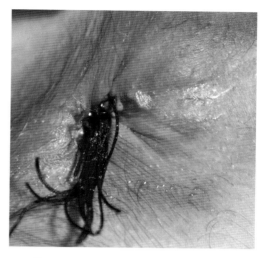

照片图 2-101D　结缔组织外痔切除术
外痔切除后创面

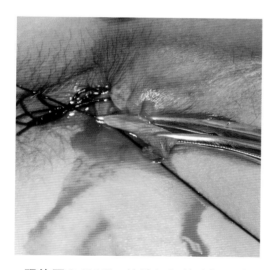

照片图 2-101C　结缔组织外痔切除术
在齿线以上根部结扎并切除多余组织

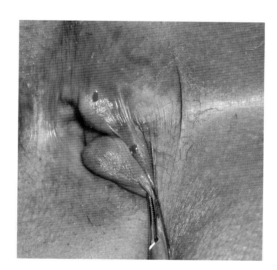

照片图 2-102A　静脉曲张性外痔切除术
痔体主要在截石位 5 点和 7 点,伴有血栓形成

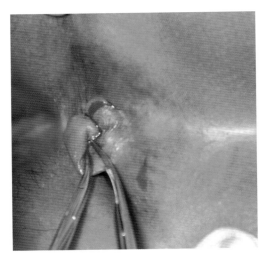

照片图 2-102B 静脉曲张性外痔切除术

术中,用止血钳提起痔体后,放射状剪切,切口直至齿线以上

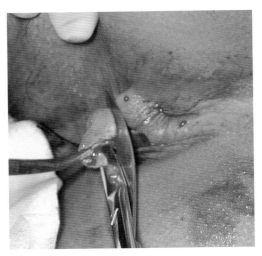

照片图 2-102D 静脉曲张性外痔切除术

剪除多余组织

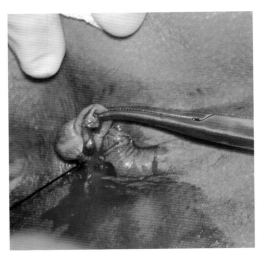

照片图 2-102C 静脉曲张性外痔切除术

在齿线以上根部结扎,可见痔体内血栓形成

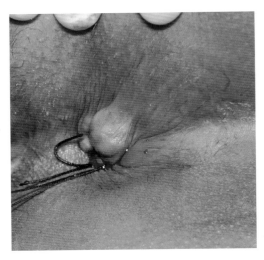

照片图 2-102E 静脉曲张性外痔切除术

7 点外痔切除后的肛缘

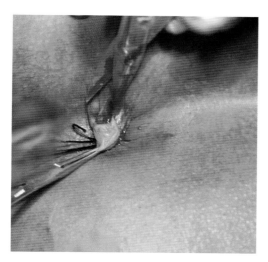

照片图 **2-102F** 静脉曲张性外痔切除术
同样方法切除 5 点外痔

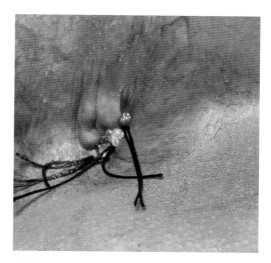

照片图 **2-102H** 静脉曲张性外痔切除术
切除 5、7 点外痔后,在肛缘 2 点和 3 点位仍
可见较小痔体

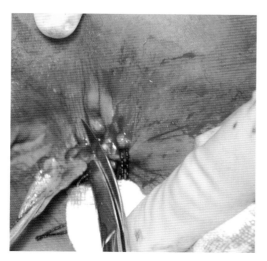

照片图 **2-102G** 静脉曲张性外痔切除术
结扎血栓下静脉团、剪除残端

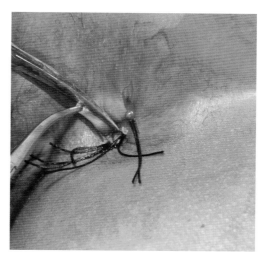

照片图 **2-102I** 静脉曲张性外痔切除术
提起 2 点外痔,直接放射状剪除,并连同血
栓一并剥离

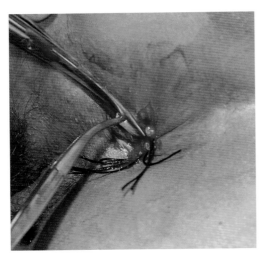

照片图 2-102J　静脉曲张性外痔切除术
剪除 3 点位外痔

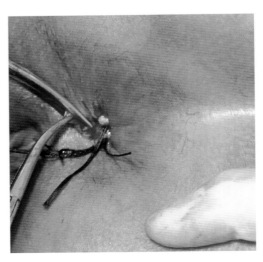

照片图 2-102L　静脉曲张性外痔切除术
剪除 3 点痔皮下静脉曲张团,术毕

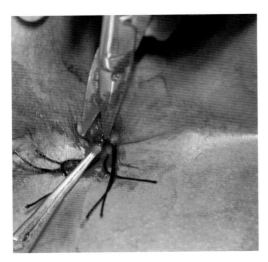

照片图 2-102K　静脉曲张性外痔切除术
剥离 2 点位血栓

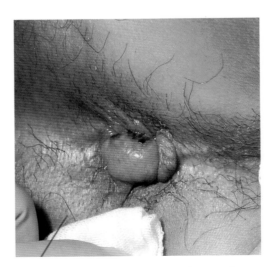

照片图 2-103A　血栓外痔切除术
术中患者取左侧卧位,见痔体位于截石位 3
点处肛缘

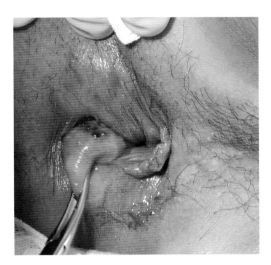

照片图 2-103B 血栓外痔切除术
钳夹痔体中下部,保留部分皮肤,以避免剪切口过宽

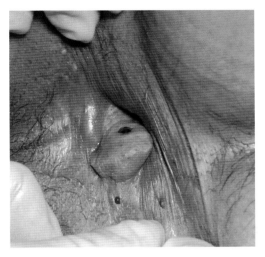

照片图 2-104A 血栓外痔切除术
痔体位于 9 点位肛缘,表面皮肤因摩擦破损

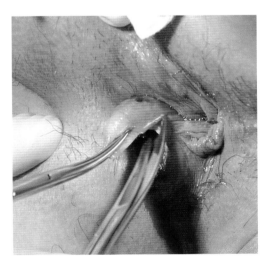

照片图 2-103C 血栓外痔切除术
沿止血钳下缘剪切痔体,结扎止血,术毕

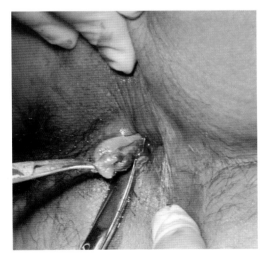

照片图 2-104B 血栓外痔切除术
将血栓和覆盖皮肤一并剥离

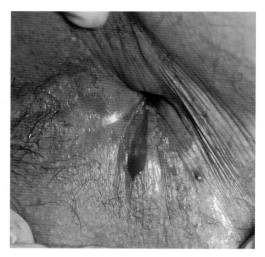

照片图 2-104C　血栓外痔切除术
剥离后应使创口呈梭形

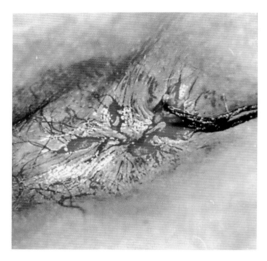

照片图 2-105B　外痔切口选择示例
术中切除 1、3、5、7、9 点主要痔体,分界沟作为皮桥保留

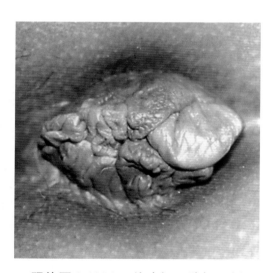

照片图 2-105A　外痔切口选择示例
患者取右侧卧位,术前见外痔呈环状结缔组织型,但仍可见分界沟

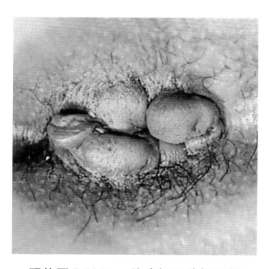

照片图 2-106A　外痔切口选择示例
术前,见炎性外痔水肿部分消退后各痔体分界清晰

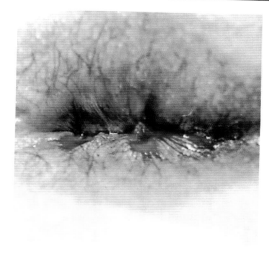

照片图 2-106B 外痔切口选择示例
术中分别切除,切口呈放射状梭形,创面平整

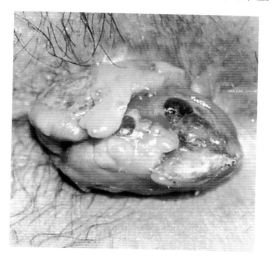

照片图 2-107A 外痔切口选择示例
术前,肛缘左(上)右(下)炎性外痔水肿伴血栓形成

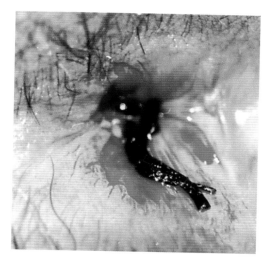

照片图 2-107B 外痔切口选择示例
术中选择截石位 3、9 点切口,术后创面平整

6. 手术要点和注意事项

(1) 切除外痔,安阿玥教授提出切口"宁长勿短、宁窄勿宽;不同长短、不同窄宽",即切口宜长宜窄,并且根据不同外痔的大小,调整切口长度宽度,以使引流通畅,减少水肿和伤口愈合缓慢的发生。

(2) 所有外痔创面需采用放射状梭形或"V"形切口,与肛门皱褶方向保持一致。这样可减轻愈合后瘢痕的增生,避免了瘢痕挛缩对肛门外形和功能的影响。

(3) 多个切口时,保留切口间的皮桥,可缩短愈合时间并防止瘢痕过大肛门狭窄。皮桥宽度也应适中,因过窄或过宽时,易发生水肿和增生。

(四) 混合痔外剥内扎术加芍倍注射术

1. 适应证 各类混合痔。

2. 使用药物 2∶1浓度芍倍注射液。

3. 手术方法 患者取侧卧位,常规消毒铺巾,行局部麻醉。①查看内痔各痔核和外痔的大小和位置,选择内痔脱出、外痔较大的点位作为主要的外剥内扎部位,多以 3、7、11 点母痔区为主。②用止血钳将外痔提起,作梭形剪切口,并以尖头弯剪将外痔皮瓣分离至齿线以上。③以止血钳钳夹对应内痔的中上部分,并在钳下结扎,剪除残端。④修剪外痔切口皮下静脉丛,合并有皮下血栓者可一并剥离或切除。⑤同法处理其他主要点位后,切除剩余的外痔,肛门镜下注射内痔。⑥创面止血,包扎固定,术毕。

4. 术后处理 术后当日少量进食,次日起正常饮食。常规使用抗菌药物 3 天预防感染。术后 24～48 小时可排便,每日换药。

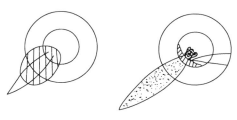

示意图 2-2 混合痔外剥内扎切口

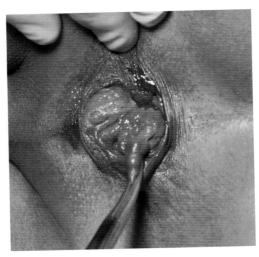

照片图 2-108A　混合痔外剥内扎的操作方法
该例混合痔为静脉曲张性,术中患者取右侧卧位,麻醉后内痔部分脱出,选择截石位 7～9 点的痔体外剥内扎,先用止血钳提起外痔部分

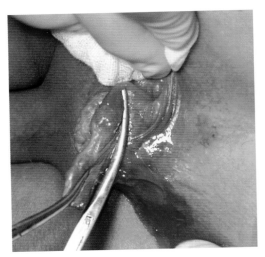

照片图 2-108C　混合痔外剥内扎的操作方法
弯头止血钳钳夹内痔部分 1/2 处

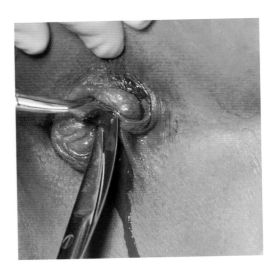

照片图 2-108B　混合痔外剥内扎的操作方法
梭形切口剥离外痔

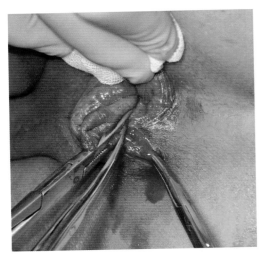

照片图 2-108D　混合痔外剥内扎的操作方法
再用一止血钳钳夹外痔皮下静脉曲张团,并继续剥离痔体至齿线以上

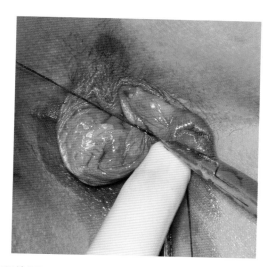

照片图 2-108E　混合痔外剥内扎的操作方法
在钳夹痔体的止血钳下侧结扎内痔

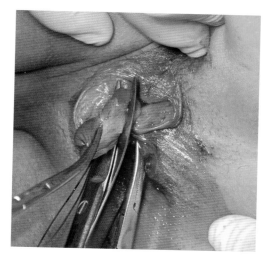

照片图 2-108G　混合痔外剥内扎的操作方法
剪除残端,注意保留 0.5cm 左右,以防结扎
线滑脱

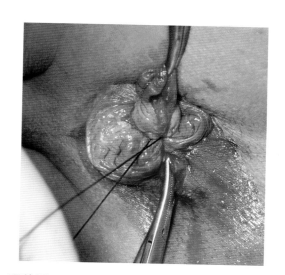

照片图 2-108F　混合痔外剥内扎的操作方法
在术者第一次打结后,助手松钳并提起残
端,术者继续打结结扎

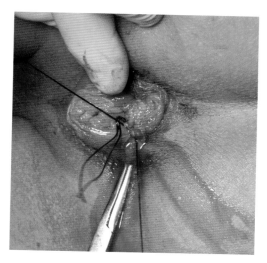

照片图 2-108H　混合痔外剥内扎的操作方法
结扎外痔创面的静脉曲张团

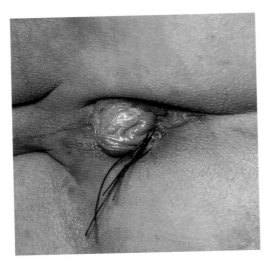

照片图 **2-108I** 混合痔外剥内扎的操作方法
单一痔体外剥内扎后的肛缘

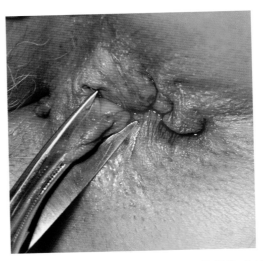

照片图 **2-109B** 混合痔外剥内扎的操作方法
做梭形剪切口,剥离外痔部分

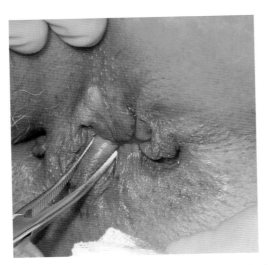

照片图 **2-109A** 混合痔外剥内扎的操作方法
术中麻醉后,选择截石位 11 点位痔体外剥内
扎,用止血钳将痔体提起

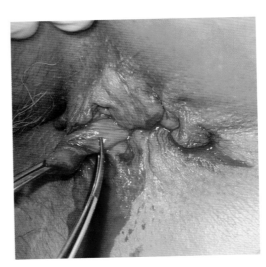

照片图 **2-109C** 混合痔外剥内扎的操作方法
剥离至齿线以上

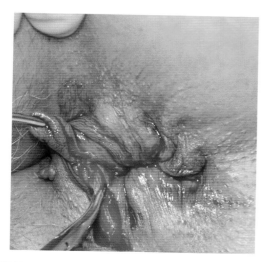

照片图 2-109D　混合痔外剥内扎的操作方法
钳夹创面渗血点

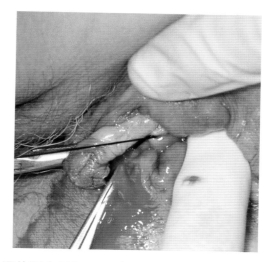

照片图 2-109F　混合痔外剥内扎的操作方法
在止血钳下结扎痔核

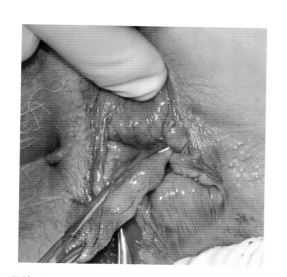

照片图 2-109E　混合痔外剥内扎的操作方法
用止血钳钳夹内痔的中上部分

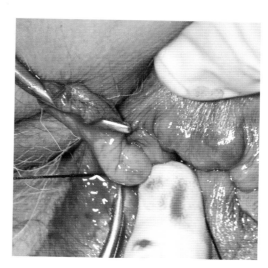

照片图 2-109G　混合痔外剥内扎的操作方法
打第一个结后提起残端,术者继续打结,使
结扎线牢固,避免轻易滑脱

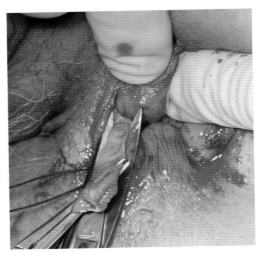

照片图 2-109H　混合痔外剥内扎的操作方法
剪除残端

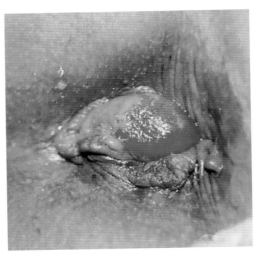

照片图 2-110A　混合痔外剥内扎术
术前见痔体主要位于截石位12点处,属单发
混合痔,内痔表面糜烂

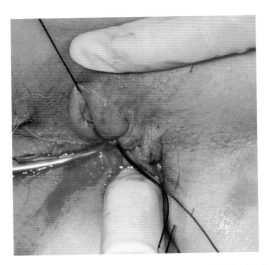

照片图 2-109I　混合痔外剥内扎的操作方法
结扎创面出血点,外剥内扎完毕

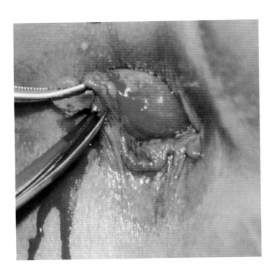

照片图 2-110B　混合痔外剥内扎术
术中提起外痔,梭形切口剥离外痔

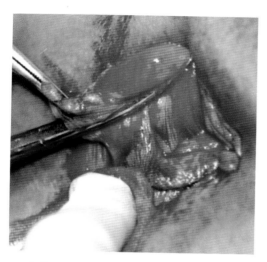

照片图 2-110C 混合痔外剥内扎术
剥离至齿线上,钳夹内痔中上部位

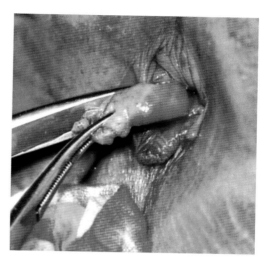

照片图 2-110E 混合痔外剥内扎术
缝扎后剪除残端

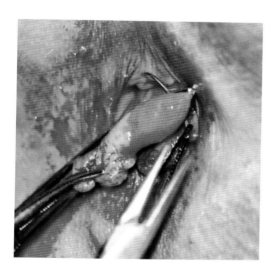

照片图 2-110D 混合痔外剥内扎术
内痔基底部较宽,为防止结扎脱落,采用 8
字缝扎法

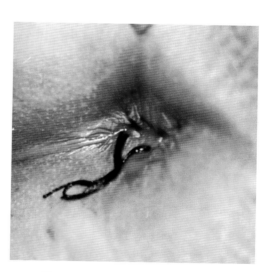

照片图 2-110F 混合痔外剥内扎术
切除 9 点外痔,术后肛缘平整

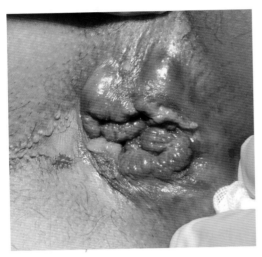

照片图 2-111A 混合痔外剥内扎术
患者取右侧卧位,麻醉后肛门松弛,痔体大致位于截石位 2 点、4 点、7 点,肛缘 3 点、10 点有较小的外痔。属单发静脉曲张性混合痔

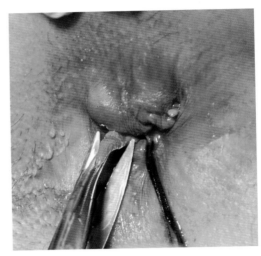

照片图 2-111C 混合痔外剥内扎术
第二步切除 10 点位外痔

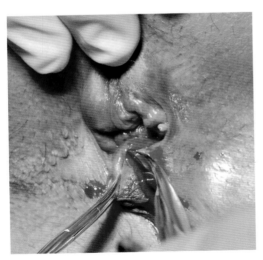

照片图 2-111B 混合痔外剥内扎术
术中首先选择 7 点位行外剥内扎

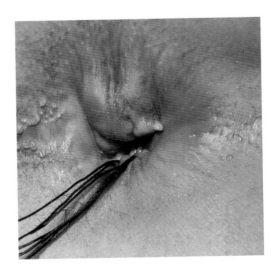

照片图 2-111D 混合痔外剥内扎术
切除 7 点、10 点痔后创面分别结扎止血,右侧肛缘平整

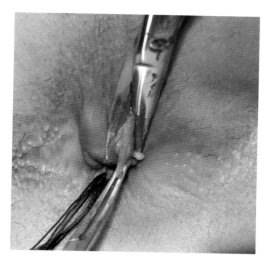

照片图 2-111E　混合痔外剥内扎术
外剥内扎 4 点痔

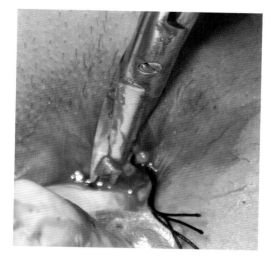

照片图 2-111G　混合痔外剥内扎术
切除 3 点外痔

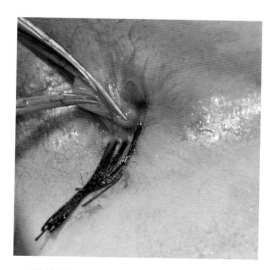

照片图 2-111F　混合痔外剥内扎术
外剥内扎 2 点痔

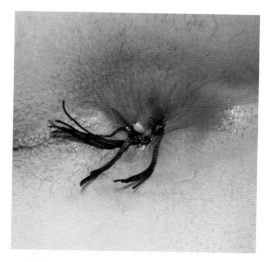

照片图 2-111H　混合痔外剥内扎术
术毕见各切口均呈细长梭形放射状

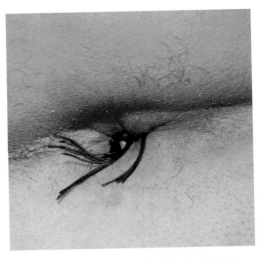

照片图 2-111I 混合痔外剥内扎术
术后肛缘

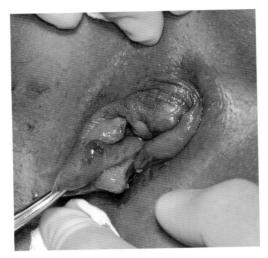

照片图 2-112B 半环状混合痔外剥内扎术
术中，首先外剥内扎较大的 11 点痔

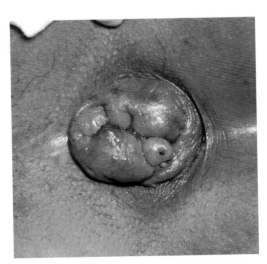

照片图 2-112A 半环状混合痔外剥内扎术
术中取右侧卧位，麻醉后痔脱出，属半环状
静脉曲张性混合痔

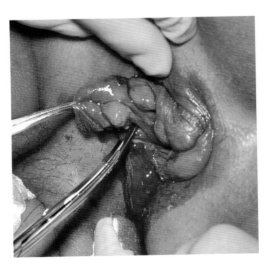

照片图 2-112C 半环状混合痔外剥内扎术
剥离外痔时，切口应延至齿线以上

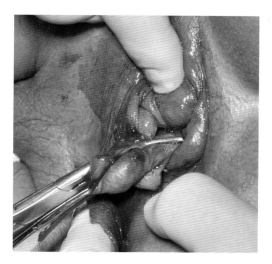

照片图 **2-112D** 半环状混合痔外剥内扎术
在内痔的中上部钳夹痔核

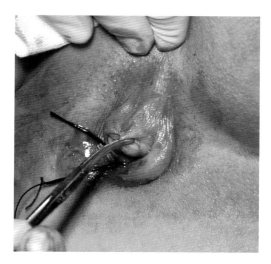

照片图 **2-112F** 半环状混合痔外剥内扎术
继续外剥内扎 4 点痔

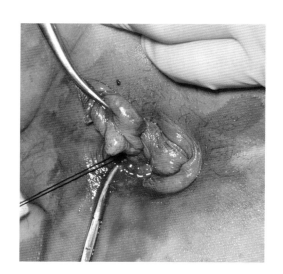

照片图 **2-112E** 半环状混合痔外剥内扎术
钳夹后结扎并剪除残端

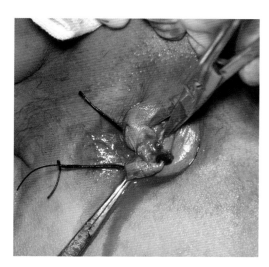

照片图 **2-112G** 半环状混合痔外剥内扎术
剥离外痔时见血栓形成，一并剥离

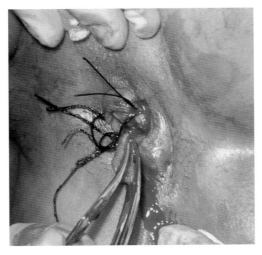

照片图 2-112H　半环状混合痔外剥内扎术
第三步外剥内扎 7 点痔

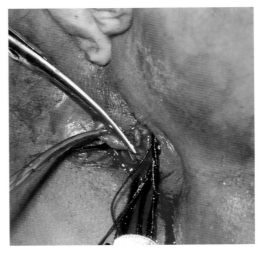

照片图 2-112J　半环状混合痔外剥内扎术
切除 1 点外痔,注意与 11 点切口间保留皮桥

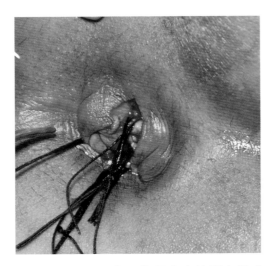

照片图 2-112I　半环状混合痔外剥内扎术
4、7、11 点痔术毕,仍残留 1 点和 6 点静脉曲
张性外痔

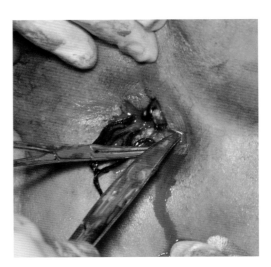

照片图 2-112K　半环状混合痔外剥内扎术
切除 6 点外痔并剥离皮下静脉团

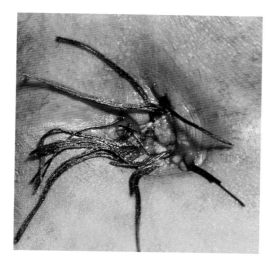

照片图 2-112L 半环状混合痔外剥内扎术
术后肛缘

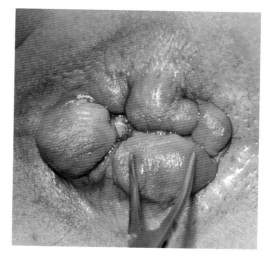

照片图 2-113B 环状嵌顿痔外剥内扎术
术中麻醉后括约肌松弛,痔体部分回缩,首
先选取 7 点位外剥内扎

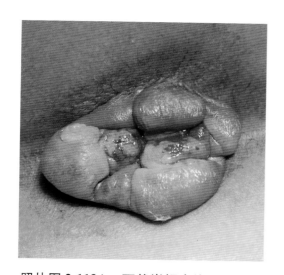

照片图 2-113A 环状嵌顿痔外剥内扎术
术中患者取右侧卧位,见炎性刺激致痔体水
肿、括约肌痉挛,环状脱出后不能还纳。主
要痔体位于截石位 3、7、11 点,内外痔均可
见,内痔黏膜糜烂,外痔伴血栓形成

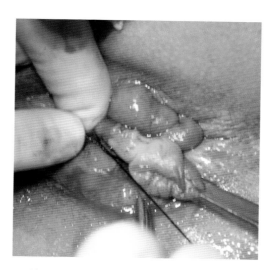

照片图 2-113C 环状嵌顿痔外剥内扎术
剥离外痔、结扎内痔

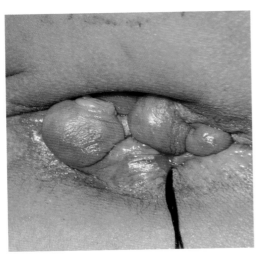

照片图 **2-113D** 环状嵌顿痔外剥内扎术
7 点位痔体外剥内扎后

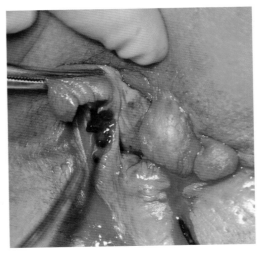

照片图 **2-113F** 环状嵌顿痔外剥内扎术
剥离外痔时连同血栓一并切除

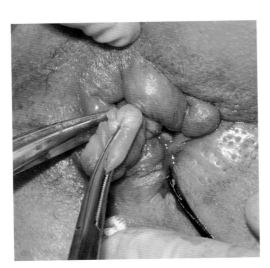

照片图 **2-113E** 环状嵌顿痔外剥内扎术
第二步外剥内扎 11 点痔

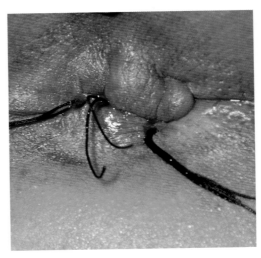

照片图 **2-113G** 环状嵌顿痔外剥内扎术
7、11 点痔术后,残留 8～10 点静脉曲张性
外痔

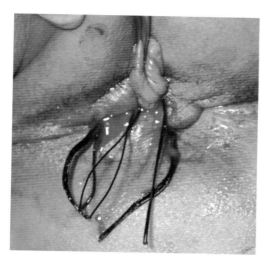

照片图 2-113H　环状嵌顿痔外剥内扎术
外剥内扎 3 点痔

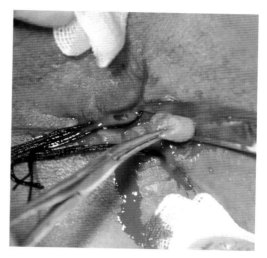

照片图 2-113J　环状嵌顿痔外剥内扎术
切除 5 点外痔

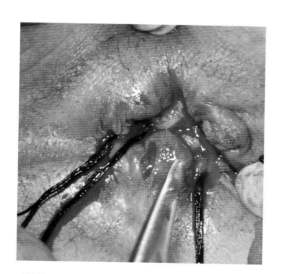

照片图 2-113I　环状嵌顿痔外剥内扎术
3、7、11 点主要痔体外剥内扎后切除残余外
痔。在 8～10 点外痔上做 2 个细长切口,注
意保留皮桥

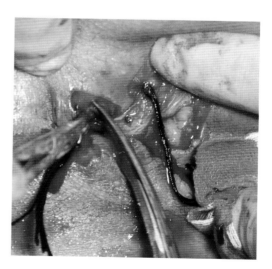

照片图 2-113K　环状嵌顿痔外剥内扎术
切除 11 点外痔,术毕

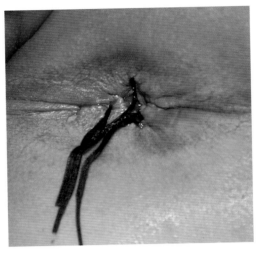

照片图 **2-113L** 环状嵌顿痔外剥内扎术
术后肛缘

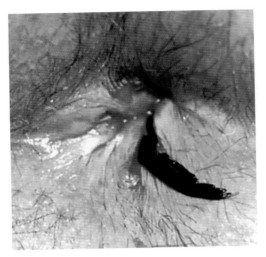

照片图 **2-114B** 环状痔切口选择示例
术中选择截石位 3、9、12 点作为切口位置,术
后肛缘平整

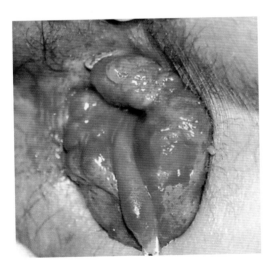

照片图 **2-114A** 环状痔切口选择示例
取右侧卧位,麻醉后牵拉痔体,检查分布情
况,确定外剥内扎部位

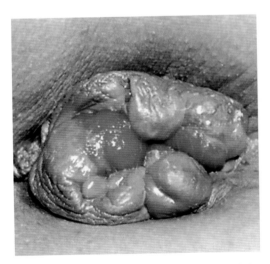

照片图 **2-115A** 环状痔切口选择示例
术前见外痔属环状结缔组织型,内痔主要分
布在截石位 5、7、11 点

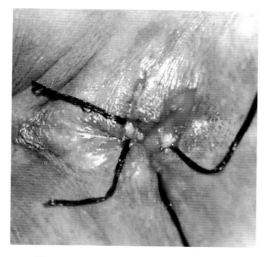

照片图 2-115B　环状痔切口选择示例

术中选择截石位 5、7、11 点外剥内扎，1、3、9
点切除褶皱外痔

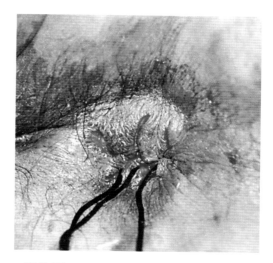

照片图 2-116B　环状痔切口选择示例

选择 1、5、11 点外剥内扎，3、9 点单纯切除外
痔，肛缘平整

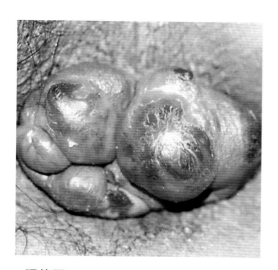

照片图 2-116A　环状痔切口选择示例

右侧卧位时，见痔体主要位于截石位 1、5、
11 点

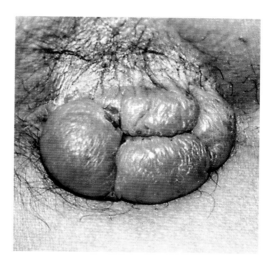

照片图 2-117A　环状痔切口选择示例

右侧卧位时，见炎性痔体主要位于截石位 3、
6、9、11 点位

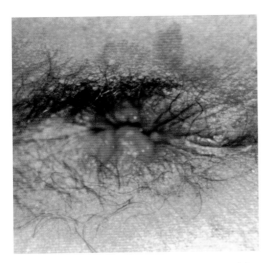

照片图 2-117B　环状痔切口选择示例
切口选取 1、3、6、9、11 点。其中，1 点位单纯
外痔切口

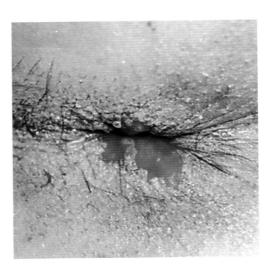

照片图 2-118B　环状痔切口选择示例
术中切口亦以 3、7、11 点为主要切口，其余位
置保留

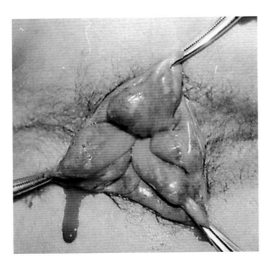

照片图 2-118A　环状痔切口选择示例
术前见痔体呈环状，但以 3、7、11 点位母痔区
为主

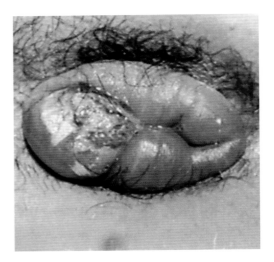

照片图 2-119A　环状痔切口选择示例
环状混合痔嵌顿，截石位 11 点位出现血栓、
坏死

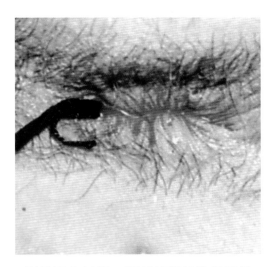

照片图 2-119B 环状痔切口选择示例
术中首先外剥内扎 11 点痔体,再选择 3、5、7、9 点切除

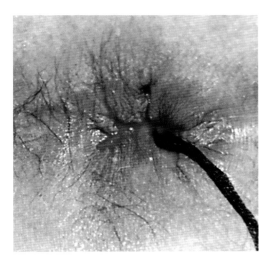

照片图 2-120B 环状痔切口选择示例
依据分段情况切口亦选择在 1、3、5、7、11 点

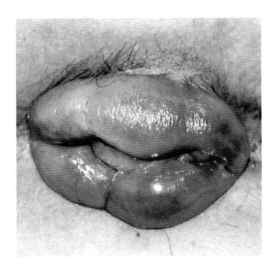

照片图 2-120A 环状痔切口选择示例
肛缘环状隆起,但大致可分为截石位 1、3、5、7、11 点 5 段

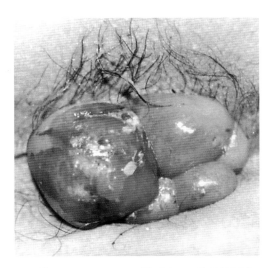

照片图 2-121A 环状痔切口选择示例
肛缘截石位 1、3、5、9 点炎性水肿

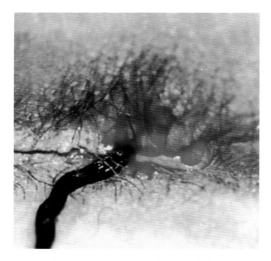

照片图 2-121B 环状痔切口选择示例
切口选择与痔体相同的点位

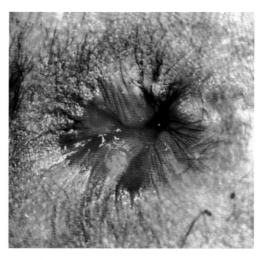

照片图 2-122B 环状痔切口选择示例
术中选择 1、4、9 点作为切口。手术效果理想,肛缘平整

5. 手术要点和注意事项

（1）结扎内痔时遵循"不同平面、不同深浅"的原则；切除外痔时遵循"宁长勿短、宁窄勿宽；不同长短、不同窄宽"的原则,另外多个切口时还需保留皮桥。

（2）外痔切除至齿线以上再行结扎,防止扎到齿线以下皮肤,引起剧烈疼痛和水肿。结扎宜紧不宜松,以防结扎线滑脱出血或痔核坏死不全,难以脱落。

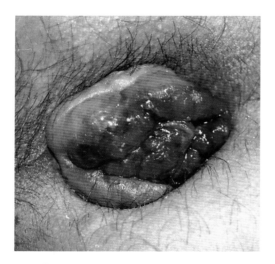

照片图 2-122A 环状痔切口选择示例
环状混合痔嵌顿日久,内痔部分坏死。截石位 9 点与 1 点外痔、1 点与 4 点外痔间可见分界沟

第三章　肛　裂

【概述】

肛裂是齿线以下肛管皮肤上的纵行溃疡,呈梭形或椭圆形,长约 0.5～1.0cm,以疼痛、出血为主要症状。中医学将本病归属到"痔"的范畴,称为"裂痔"、"钩肠痔"。该病发病率较高,据统计占肛肠疾病的 15%～22%,以青壮年为主,女性多于男性。大部分肛裂的位置在肛管后正中,其次是前正中,女性可见前后同时发病,两侧肛裂者少见。

【病因病理】

（一）中医学病因病机

中医学认为,本病多因大便秘结,排便努挣,导致肛门皮肤裂伤,局部经络受损,又外感邪毒,致局部气血运行不畅,破溃处失于濡养,经久不愈而形成的本病。

（二）病因和病理

1. 病因　现代医学认为,肛裂是由大便干燥、排便用力引起的肛管皮肤破裂或其他因素导致的肛管裂伤继发感染而逐渐形成的慢性溃疡。肛裂的发生与下列几种因素有关:

（1）解剖学特点:肛门外括约肌浅部起自尾骨,在肛管后方分成左右两条肌束,呈 Y 形沿肛管两侧向前,至肛管前方会阴处汇合,因此肛管的前后方肌肉相对于两侧来说比较薄弱,易受损伤;肛管后部血供差,弹性不足,炎性或外力刺激后容易裂伤,并且一旦裂开修复困难,易形成肛裂。

（2）慢性炎症刺激:肛窦炎、直肠炎、肛周湿疹等肛门直肠周围慢性炎症的刺激,可使肛管皮肤脆性增加,弹性减弱,易破裂损伤。

（3）肛管损伤:肛管局部损伤是肛裂形成的直接原因,肛管狭窄者尤甚。粪便干结时排便过度用力、便中有异物、肛门直肠检查方法粗暴、手术操作不当等,均可造成肛管皮肤损伤,导致肛裂

发生。

2. 病理　肛裂的病理改变包括以下几点:

（1）肛管有纵行溃疡,呈梭形或椭圆形;

（2）溃疡上端的肛乳头被反复刺激后增生、肥大,形成肛乳头瘤;

（3）溃疡上端的肛窦被反复刺激后发炎,常在其基底部形成瘘管;

（4）因淋巴、静脉回流障碍,溃疡下方肛缘处常形成赘生物,亦称为哨兵痔;

（5）溃疡面底部因炎症和疼痛反复刺激而纤维化,形成栉膜带,栉膜带硬且弹性差,可导致肛门不同程度的狭窄;

（6）炎症、疼痛以及栉膜带的刺激引起括约肌痉挛,使肛管处于紧缩状态。

【分类和诊断】

临床上肛裂多被分为急性期和慢性期两类,根据症状和检查一般可明确诊断。

（1）急性期肛裂:又称早期肛裂,裂口多成梭形,新鲜且较浅,创缘软而整齐,未形成溃疡。便时疼痛、出鲜血,便后疼痛缓解,一般病程短。

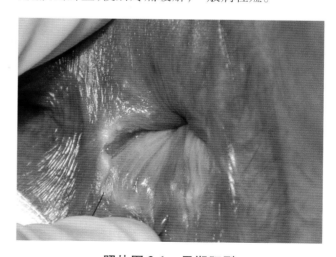

照片图 3-1　早期肛裂
截石位 12 点位裂口,较浅

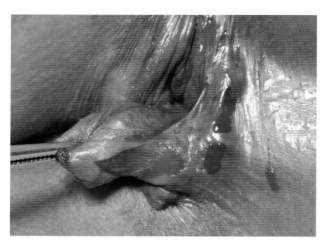

照片图 3-2　早期肛裂

截石位 6 点位裂口,较浅,创面渗血,其上方为一较大痔核

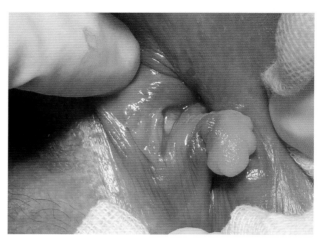

照片图 3-4　陈旧肛裂

梭形裂口,较深,裂口中心呈灰白色

（2）慢性期肛裂:又称陈旧性肛裂,裂口较深,边缘厚而质硬,已成梭形或椭圆形溃疡,可伴有哨兵痔、皮下瘘或肛乳头肥大,便时便后呈周期性疼痛,较少出血。病程长,反复发作。

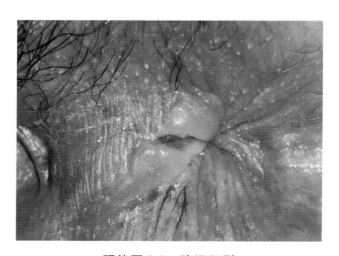

照片图 3-5　陈旧肛裂

梭形裂口,创缘增厚

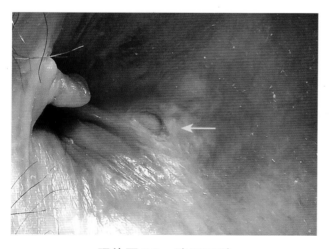

照片图 3-3　陈旧肛裂

椭圆形裂口,创面灰白、出血少

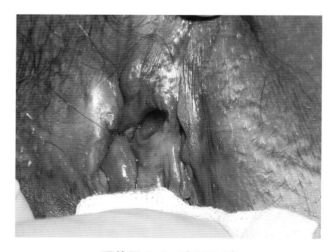

照片图 3-6　陈旧肛裂

裂口呈椭圆形,创面灰白

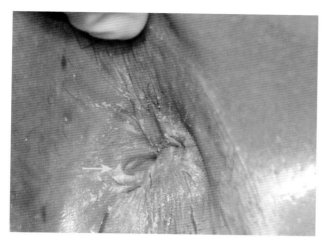

照片图 3-7　陈旧肛裂
裂口位于前侧 12 点位,呈椭圆形

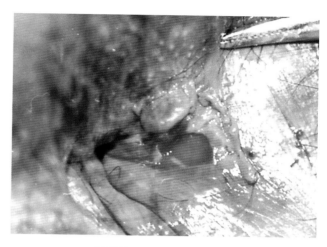

照片图 3-10　陈旧肛裂
裂口较浅,伴出血

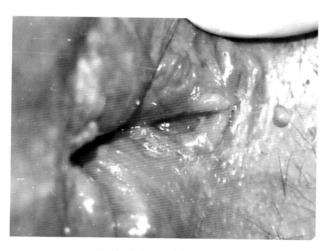

照片图 3-8　陈旧肛裂
后侧 6 点位肛裂,创缘增厚

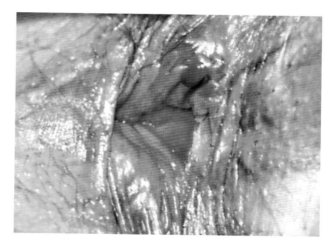

照片图 3-11　陈旧肛裂
裂口深且宽,裂损面渗血

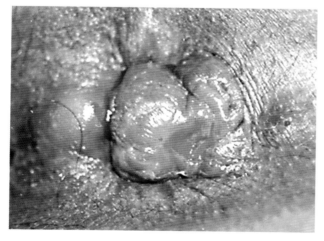

照片图 3-9　陈旧肛裂
裂口出血,伴肛乳头肥大

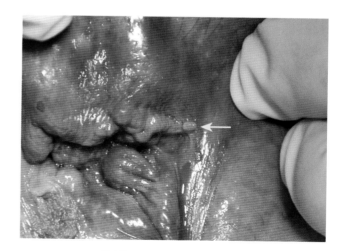

照片图 3-12　陈旧肛裂
裂口椭圆形,小哨兵痔形成

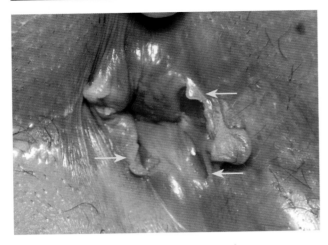

照片图 3-13 陈旧肛裂
3 裂口分布在肛管截石位 6、7、10 点处，6 点
裂口较深

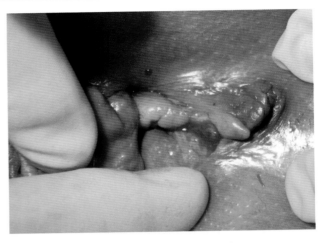

照片图 3-16 陈旧肛裂
位于截石位 6 点，因反复炎症刺激而伴有哨兵痔
（裂口右侧）和增生肥大的肛乳头（裂口左侧）

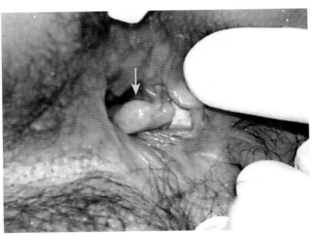

照片图 3-14 陈旧肛裂
裂口底部因反复炎症刺激而呈苍白色，伴肛
乳头肥大

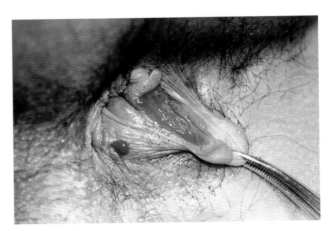

照片图 3-17 陈旧肛裂
裂口深伴创面渗血，有哨兵痔和增生肥大的
肛乳头

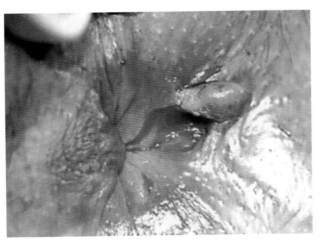

照片图 3-15 陈旧肛裂
肛管后侧裂口，哨兵痔形成

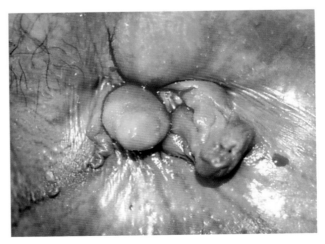

照片图 3-18 陈旧肛裂
陈旧裂口形成时间较长，肥大肛乳头已脱出，哨
兵痔亦较大

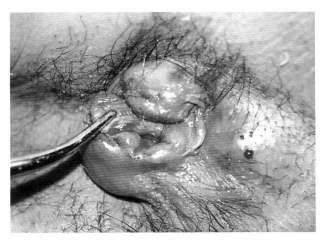

照片图 3-19　陈旧肛裂
肛裂口位于外痔体上,伴肛乳头肥大

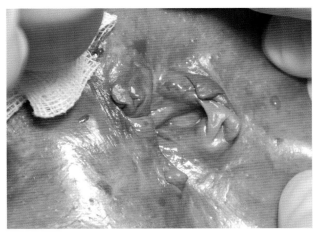

照片图 3-22　陈旧肛裂
裂口位于截石位 6 点,麻醉后可见裂口无出
血,远端形成皮下瘘

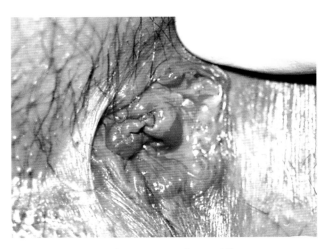

照片图 3-20　陈旧肛裂
肛裂伴混合痔

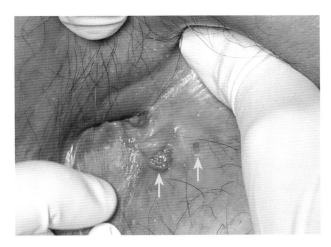

照片图 3-23　陈旧肛裂
截石位 6 点肛裂,可见皮下瘘形成,两外口分
别位于 6~7 点间(箭头所示)

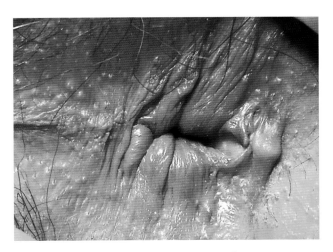

照片图 3-21　陈旧肛裂
裂口位于截石位 6 点,无出血,远端隆起结节
为因反复炎症刺激而形成的皮下瘘

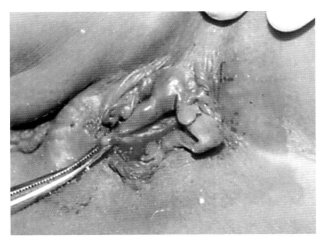

照片图 3-24　陈旧肛裂
裂口较深,边缘隆起,伴哨兵痔形成

【治疗】

早期肛裂创面新鲜,愈合能力强,可首选保守治疗,以润肠通便、止痛止血、促进裂口愈合为主要原则,常用方法包括膏剂外敷、中药坐浴等,一般不必手术。陈旧性肛裂创面已形成溃疡,并且有不同程度肛管狭窄,大便成形即产生疼痛,不可自愈,需要手术治疗。

肛裂切除、内括约肌松解术

1. 适应证 陈旧性肛裂。

2. 操作方法 取侧卧位,常规消毒铺巾,局麻松弛肛门。①以肛裂口顶端齿线为起点、沿裂口向肛缘外做一放射状的梭形切口,切口长度不小于肛裂口长度的 3 倍。②将切口范围内的皮肤、裂口溃疡面和哨兵痔剪除,使其成一梭形的新鲜创面,有皮下瘘者可一并切开。③结扎切除增生肥大的肛乳头。④沿创面基底向深部纵向划开,松解裂口瘢痕和肥厚增生的内括约肌下缘,使肛门松弛,切开后以容纳两指为宜。⑤止血包扎,术毕。

3. 术后处理 术后当日少量进食,次日起正常饮食,保持大便通畅。常规使用抗菌药物 3 天预防感染。术后 24～48 小时可排便,每日换药。

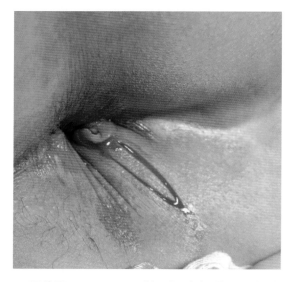

照片图 3-25A 肛裂切除、内括约肌松解术
该患者为截石位 6 点陈旧肛裂,术中取右侧卧位,在 7 点位做梭形切口

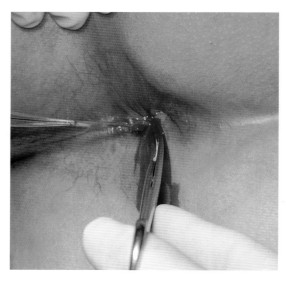

照片图 3-25B 肛裂切除、内括约肌松解术
切除游离皮肤

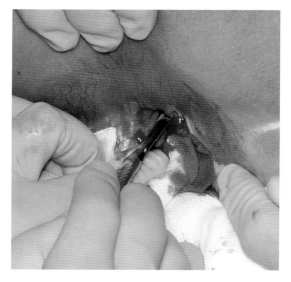

照片图 3-25C 肛裂切除、内括约肌松解术
松解瘢痕和肥厚增生的内括约肌下缘

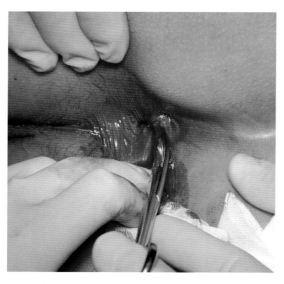

照片图 3-25D 肛裂切除、内括约肌松解术
修剪创缘、剪除瘢痕,使引流通畅

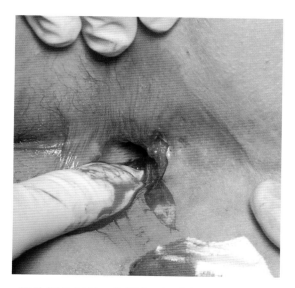

照片图 **3-25E**　肛裂切除、内括约肌松解术
探查原肛裂口,质软无瘢痕,术毕

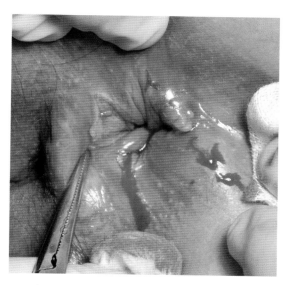

照片图 **3-26B**　肛裂切除、内括约肌松解术
2 点裂口较浅,无瘢痕形成

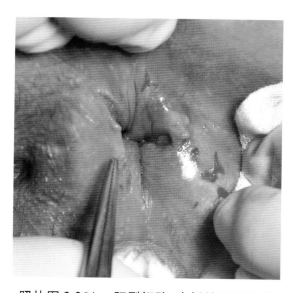

照片图 **3-26A**　肛裂切除、内括约肌松解术
该患者截石位 2 点、6 点肛裂,其中 6 点位裂口为陈旧性

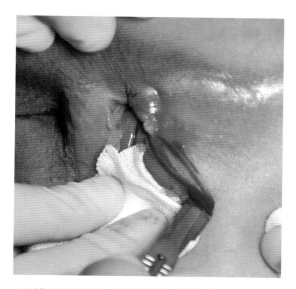

照片图 **3-26C**　肛裂切除、内括约肌松解术
术中,在 7 点位做放射状梭形切口

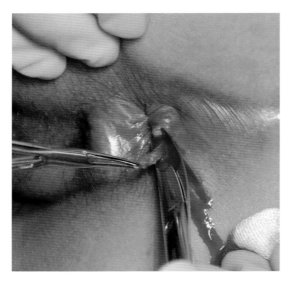

照片图 3-26D　肛裂切除、内括约肌松解术
切除游离皮肤和哨兵痔

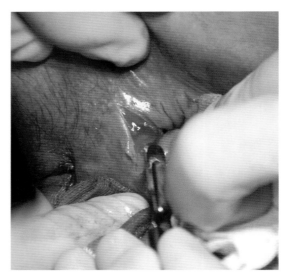

照片图 3-26F　肛裂切除、内括约肌松解术
2 点裂口浅,切开形成新的创面即可,无需松解

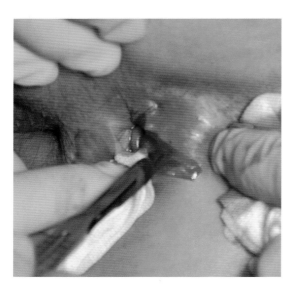

照片图 3-26E　肛裂切除、内括约肌松解术
松解内括约肌肥厚增生的下缘、切开瘢痕

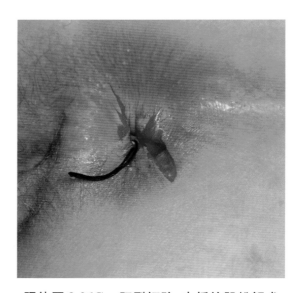

照片图 3-26G　肛裂切除、内括约肌松解术
结扎止血,术毕

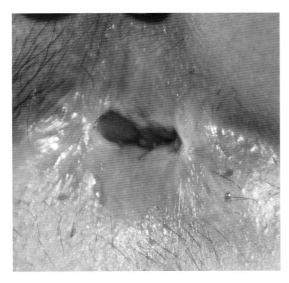

照片图 **3-27A** 肛裂切除、内括约肌松解术
患者混合痔术后截石位 6 点、12 点肛裂,裂口
深、出血多,久不愈合。图中为 12 点位裂口

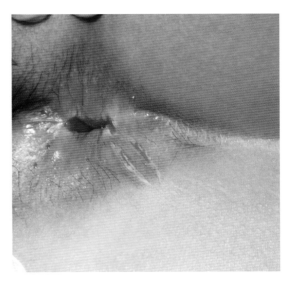

照片图 **3-27C** 肛裂切除、内括约肌松解术
术中取右侧卧位,在 7 点位以肛裂口顶端为
起点,做放射状的梭形切口

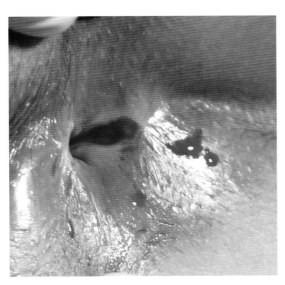

照片图 **3-27B** 肛裂切除、内括约肌松解术
6 点位裂口

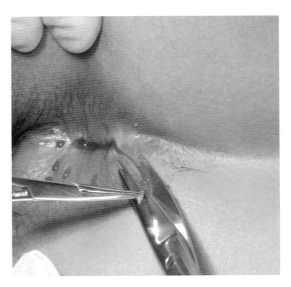

照片图 **3-27D** 肛裂切除、内括约肌松解术
剪除游离皮肤

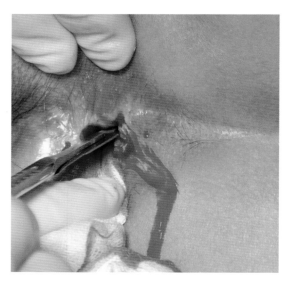

照片图 **3-27E**　肛裂切除、内括约肌松解术
松解裂口瘢痕

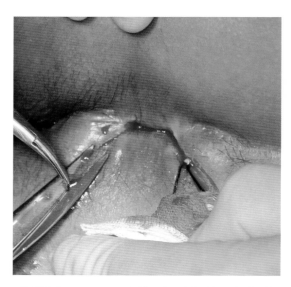

照片图 **3-27G**　肛裂切除、内括约肌松解术
同法处理 12 点位裂口，做梭形切口并剪除游
离皮肤

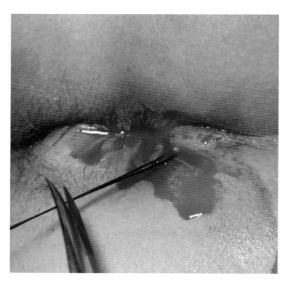

照片图 **3-27F**　肛裂切除、内括约肌松解术
创面结扎止血

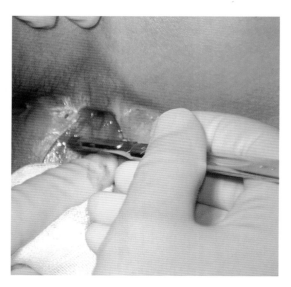

照片图 **3-27H**　肛裂切除、内括约肌松解术
松解瘢痕

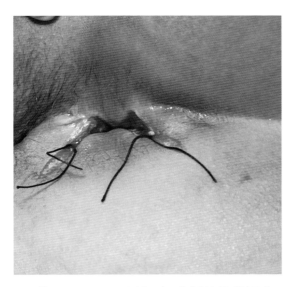

照片图 **3-27I** 肛裂切除、内括约肌松解术
术后肛缘

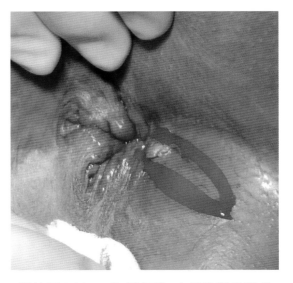

照片图 **3-28B** 肛裂切除、内括约肌松解术
术中患者取右侧卧位,在 7 点位做一放射状
梭形切口

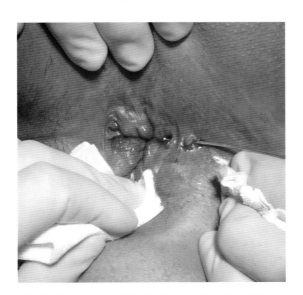

照片图 **3-28A** 肛裂切除、内括约肌松解术
该病例为截石位 6 点位陈旧性肛裂,伴皮下
瘘形成

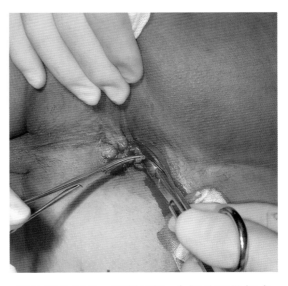

照片图 **3-28C** 肛裂切除、内括约肌松解术
切除游离皮肤

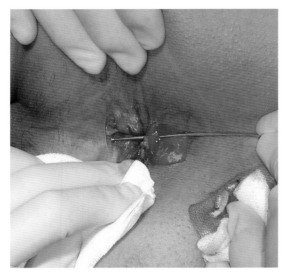

照片图 3-28D　肛裂切除、内括约肌松解术
以探针贯穿皮下瘘内外口

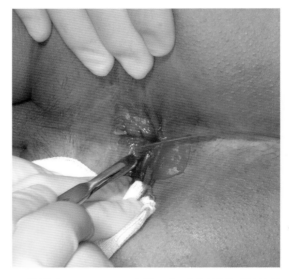

照片图 3-28E　肛裂切除、内括约肌松解术
切开皮下瘘

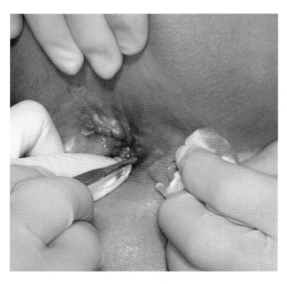

照片图 3-28F　肛裂切除、内括约肌松解术
松解内括约肌下缘

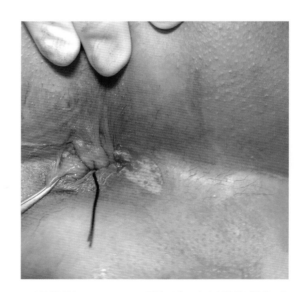

照片图 3-28G　肛裂切除、内括约肌松解术
肛裂术后创面（黑色线头为内痔结扎线）

4. 操作要点和注意事项

（1）梭形创面的宽度和长度应适中，宽度略超过肛裂口的最宽处即可，长度是裂口长度的 3 倍为宜。如果肛裂较深时，还可适当延长创面切口并切断外括约肌皮下部，以保证引流通畅。

（2）肛裂在后正中，即截石位 6 点时，创面应在 5 点或 7 点，以避免术后臀沟挤压，恢复缓慢。

（3）非后正中位置的肛裂，通常较表浅，如不伴有皮下瘘、哨兵痔等，可直接将陈旧肛裂创面剪除，并适当延长新的创面即可。

第四章 肛门直肠周围脓肿

【概述】

肛门直肠周围软组织急性化脓性感染所形成的脓肿称为肛门直肠周围脓肿,简称肛周脓肿。中医学中本病被称为"肛痈",根据其发病部位的不同,可分为悬痈、坐马痈、跨马痈等。本病任何年龄均可发病,多见于青壮年。多发病突然、进展快,可引起肛周局部剧烈疼痛,脓出后可形成肛瘘。

【病因病理】

（一）中医学病因病机

中医学中关于肛周脓肿病因病机的论述颇多,但归纳起来不外乎虚、实两端。虚证者,多因久病极虚,三阴亏损,湿热下注,积聚肛周而成;实证者,或因感受外邪,邪气入里化热,热盛肉腐化脓而成,或因饮食不节,过食膏粱厚味、辛辣醇酒,致湿热内生,下注积聚肛门而成。

（二）病因和病理

1. 病因 现代医学认为绝大部分肛周脓肿与肛窦感染有关。肛窦呈漏斗状,开口向上,底端经肛腺导管与肛腺相连。肛窦常存积粪屑杂质和肛腺分泌物,易感染,感染后病灶沿肛腺向直肠周围间隙和疏松组织蔓延并化脓,形成肛周脓肿。少数肛周脓肿由其他因素导致,主要包括自身免疫功能下降导致的血行感染、肛管直肠损伤及直肠脱垂治疗时向直肠周围间隙内注射硬化剂等。

2. 肛周脓肿的病理改变主要可分为三期:

（1）一期为前驱期,肛窦感染沿肛腺向肛门周围软组织扩散,形成肛周感染;

（2）二期为成脓期,感染灶化脓并继续扩散,沿着括约肌间隔蔓延,形成不同部位的脓肿;

（3）三期为脓肿的吸收期或破溃期,较小的脓肿可被吸收,较大的或自行破溃、或需切开排脓,脓液流出后,脓腔被肉芽组织填充,形成瘘道。

【分类和诊断】

临床上肛周脓肿多按病灶的具体位置分类,发生在肛提肌以上的属于高位肛周脓肿,肛提肌以下的属于低位肛周脓肿。结合局部、全身症状及体格检查,肛周脓肿一般不难诊断,必要时可进一步行血常规、局部 B 超等检查。

（一）高位肛周脓肿

1. 骨盆直肠间隙（窝）脓肿 临床上少见,多因坐骨直肠间隙脓肿向上蔓延穿透肛提肌所致,少部分由肛腺感染直接引起。因病灶位置高,起病初期症状不明显,多有不同程度的肛门周围和骶尾部沉重酸胀和便意感。病情进一步发展,会出现高热、寒战,周身不适等全身症状,严重者出现脓毒血症甚至感染性休克。检查时指诊在肛提肌以上可触到肿块、压痛、波动,肛门镜下偶可见到直肠黏膜肿胀,颜色暗红或鲜红。

2. 直肠后间隙脓肿 多因肛门后深间隙脓肿向上扩散穿过肛提肌而形成,也有部分由肛腺感染扩散直接形成。临床症状与骨盆直肠窝脓肿相似,常有肛内重坠感,伴骶尾部钝痛,并向臀部放射。发热、周身不适等全身症状明显。指诊时尾骨与肛门之间有深部的压痛,肛内指诊可触及直肠后壁肿块,有压痛和波动感。

3. 高位肌间脓肿 临床上极少见,位于齿线以上末端直肠的直肠环肌和纵肌之间,常由直肠炎症或直肠损伤并发感染形成。主要临床症状为肛内坠胀疼痛,排便时加重,重者伴有二便不畅,肛周肛管一般无明显不适。指诊在齿线以上可触到肿块、有压痛和波动感,局部温度升高,肛门镜下见直肠壁圆形隆起。

因位置高,以上三类脓肿在肛周局部的体征一般并不明显。

（二）低位肛周脓肿

1. 坐骨直肠间隙（窝）脓肿 是最常见的一类肛周脓肿,分深、浅两类,主要由肛腺感染向外扩散而成。初期肛周有持续性疼痛和酸胀感,不甚剧烈。随着病情发展,局部肿痛逐渐加重,并可伴发热。检查时肛旁有明显的红肿,局部皮温升高,压痛明显,有波动感,病变范围可在一侧或双侧。

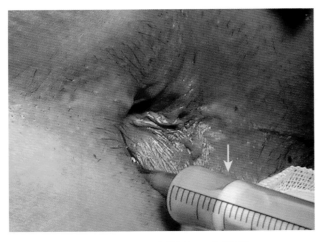

照片图 4-1　坐骨直肠窝脓肿

脓肿位于左侧坐骨直肠窝较深位置，肛周红肿不明显。在压痛最明显处垂直进针，可抽吸出脓液

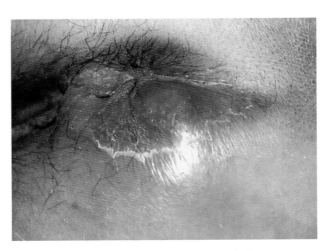

照片图 4-4　坐骨直肠窝脓肿

右侧肛缘红肿明显，截石位 8 点高突，此状可自行破溃

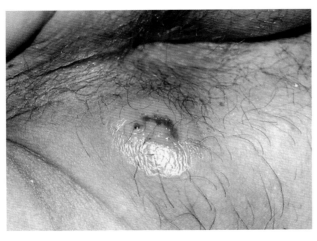

照片图 4-2　坐骨直肠窝脓肿

肛周截石位 10 点见大小约 2cm×2cm 范围红肿，说明脓肿较浅，或病灶已蔓延至皮下组织

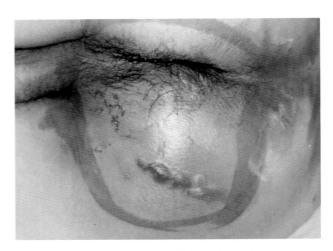

照片图 4-5　坐骨直肠窝脓肿

右侧肛周红肿明显，累及右侧整个坐骨直肠窝

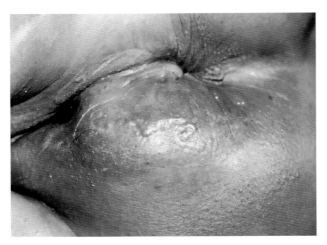

照片图 4-3　坐骨直肠窝脓肿

肛周右侧隆起，约 3cm×4cm 大小，已成脓

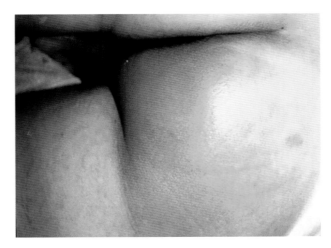

照片图 4-6　坐骨直肠窝脓肿

肛周范围广，累及单侧整个坐骨直肠窝

2. 肛门前、后间隙脓肿　肛腺感染扩散到肛门前、后深间隙引起，发病时局部症状明显。肛门后深间隙脓肿形成后如脓液未及时引出，可蔓延到与其相通的一侧或两侧坐骨直肠间隙，形成低位的后半马蹄或全马蹄形肛周脓肿，如病灶同时向上穿透肛提肌侵及直肠后间隙，则形成高位马蹄形脓肿。虽然肛门前深间隙也与两侧坐骨直肠间隙相通，但感染极少向该处蔓延，而是易向 colles 筋膜（会阴浅筋膜）延伸，形成会阴部脓肿。

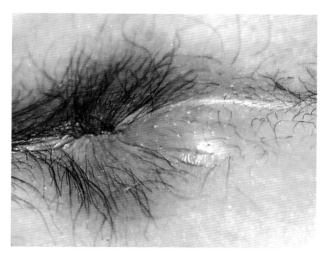

照片图 4-9　肛门后深间隙脓肿
位于肛门后侧红肿处

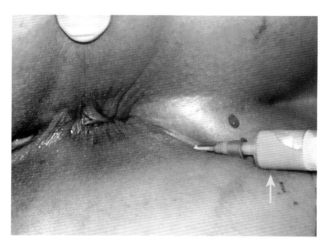

照片图 4-7　肛门后深间隙脓肿
肛周红肿不明显。局部波动感、压痛和脓液抽吸可明确诊断

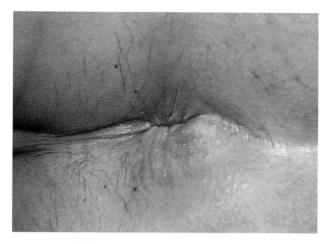

照片图 4-10　肛门后深间隙脓肿
肛缘右侧截石位 6~7 点红肿，已成脓

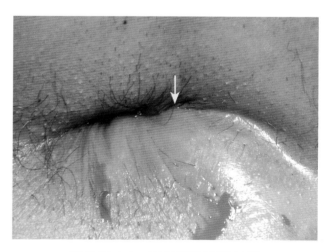

照片图 4-8　肛门后深间隙脓肿
位于肛门后部截石位 6~7 点位，局部略红肿，表明脓肿位置较深

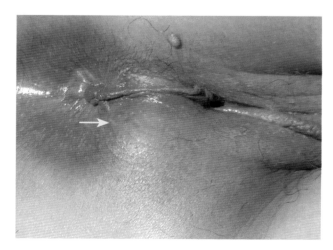

照片图 4-11　肛门前深间隙脓肿
位于截石位 12~1 点位会阴部，局部红肿明显，疼痛剧烈，累及会阴浅筋膜

3. 低位肌间脓肿 位于齿线以下内、外括约肌之间,单纯的低位肌间脓肿范围局限,有明显疼痛,肛缘红肿不明显,指诊时肛管内有肿块隆起,压痛明显,如不及时治疗,可向坐骨肛门窝扩散。

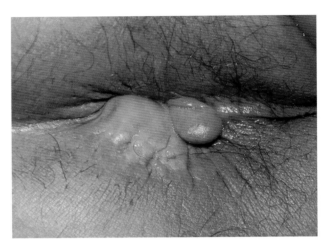

照片图 4-12 低位肌间脓肿
患者取左侧卧位,脓肿位于截石位 3 点,稍红肿,局部疼痛较剧烈,触压时波动感不明显

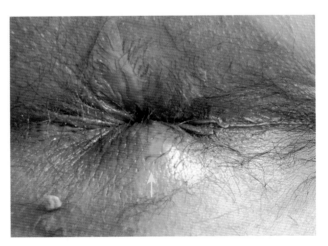

照片图 4-13 低位肌间脓肿
截石位 3 点位肌间脓肿,表现为肛缘略红肿,疼痛明显

4. 肛门周围皮下脓肿 肛腺感染扩散到肛周皮下引起,是较常见的一种脓肿,局部红肿疼痛明显,易治愈。肛门前、后浅间隙脓肿也属于皮下脓肿。

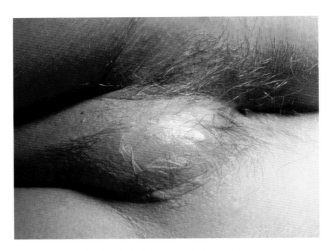

照片图 4-14 肛周皮下脓肿
会阴部皮下脓肿,隆起明显

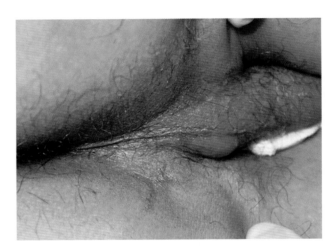

照片图 4-15 肛周皮下脓肿
会阴部皮下脓肿,病灶表浅,局部皮肤红,按压疼痛有波动感

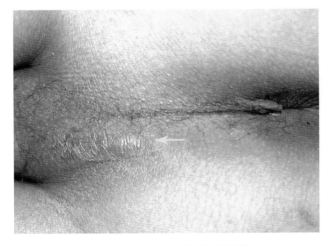

照片图 4-16 肛周皮下脓肿
阴囊处可见红肿,疼痛不显

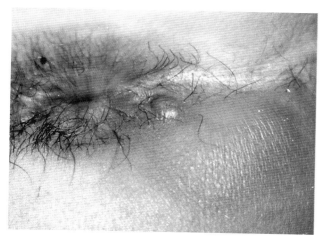

照片图 4-17　肛周皮下脓肿
位于肛门后侧,由肛门后浅间隙感染引起

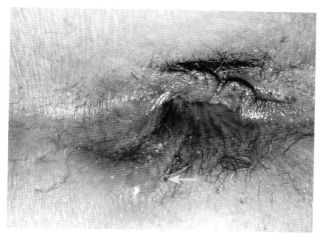

照片图 4-18　肛周皮下脓肿
肛缘截石位 4 点见红肿,病灶表浅

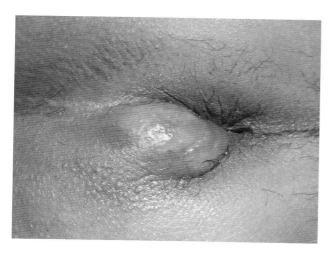

照片图 4-19　肛周皮下脓肿
肛缘截石位 4 ~ 6 点可见皮肤隆起,约 6cm×4cm
大小,病位表浅

5. 黏膜下脓肿　位于直肠黏膜下间隙内,因位置表浅,临床上多归属于低位脓肿。主要因肛腺感染引起,小部分由内痔注射不当感染所致。易在肛窦处破溃,部分可扩散至肛周皮下,形成皮下脓肿。发病时肛门有坠胀、疼痛感,重者可有大便排出困难,肛周局部无明显病理改变,且全身症状不显。肛内指诊可触及直肠壁隆起,有触痛和波动感。

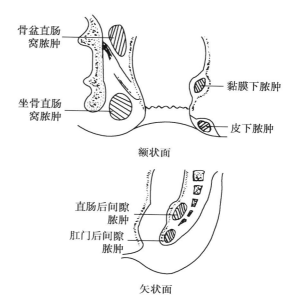

示意图 4-1　不同位置肛周脓肿

【治疗】

肛周脓肿的治疗主要包括非手术保守疗法和手术疗法。前者适用于肛周脓肿初期,炎症浸润,尚未化脓阶段,以改善症状、减轻炎症、局限病灶为治疗目的。如已成脓,则应及时手术治疗。本节主要对不同手术方法进行介绍。

(一)肛周脓肿切开根治术

1. 适应证　肛周皮下脓肿、直肠前后间隙脓肿、坐骨直肠间隙脓肿和黏膜下脓肿等低位脓肿。

2. 操作方法　取侧卧位,常规消毒铺巾,局麻、松弛肛门。①指诊确定内口位置和脓肿范围。②在脓肿部位皮肤上做一以肛门为中心的放射状梭形切口(内口在截石位 6 点时,切口位置选取 5 点或 7 点位,下同),切口长度宜超过脓肿范围 0.5 ~ 1cm。切除游离皮肤,切开皮下组织,敞开部分病灶排出脓液。③用探针或蚊式止血钳探入脓腔,向肛窦方向轻轻探查内口,自内口探出后,沿探针或止血钳切开内口至脓腔间的组织,如内口位置和脓腔走形明显,亦可沿坏死组织直接切开。④修剪两侧创缘,清除内口周围及脓腔内坏死组织,以保证引流通畅。

81

⑤止血、凡士林纱条引流、包扎固定,术毕。

3. 黏膜下脓肿手术方法　①指诊确定内口位置和脓肿范围。②在脓肿对应点位齿线下做放射状梭形切口。③肛门镜下暴露脓肿部位,与肠腔平行纵向切开脓肿,排出脓液后,将齿线上下切口贯通以保证引流通畅。④清除内口周围及脓腔内坏死组织。结扎出血点、凡士林纱条或乳胶管引流,包扎固定,术毕。

4. 术后处理　术后当日少量进食,次日起正常饮食。常规使用抗菌药物 3～5 天控制感染。术后 24～48 小时可排便,便后换药。

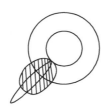

示意图 4-2　肛周脓肿手术切口

示意图 4-3　黏膜下脓肿手术切口

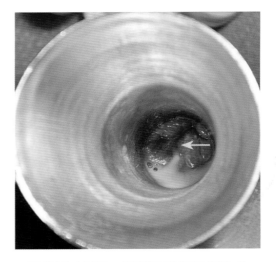

照片图 4-20B　肛周脓肿切开根治术
肛镜进入肛门后,可见脓液自肛窦处内口流出

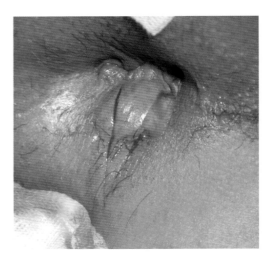

照片图 4-20C　肛周脓肿切开根治术
术中,在脓肿部位做放射状梭形切口,切口长度和脓腔大小成正比,便于引流通畅

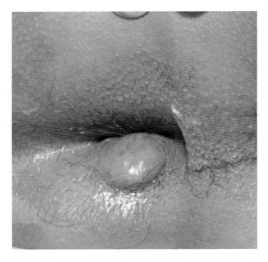

照片图 4-20A　肛周脓肿切开根治术
该患者为肛周皮下脓肿,术中取左侧卧位,见病灶表浅,位于截石位 3 点

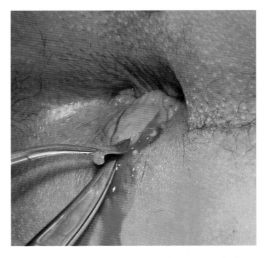

照片图 4-20D　肛周脓肿切开根治术
切除游离皮肤

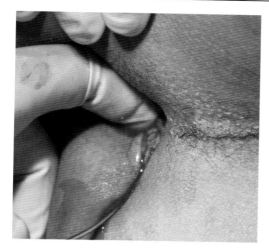

照片图 4-20E　肛周脓肿切开根治术
术者食指在内口处引导,以探针自脓腔外口
向肛窦方向探查

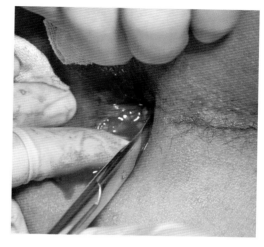

照片图 4-20H　肛周脓肿切开根治术
结扎出血点,清除脓腔和内口处坏死组织,修
剪创缘,使引流通畅

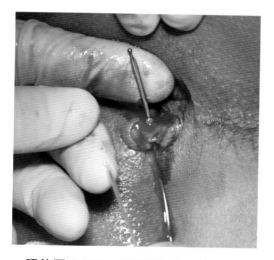

照片图 4-20F　肛周脓肿切开根治术
自内口引出探针,并沿探针切开

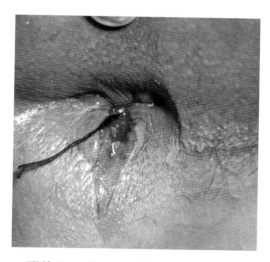

照片图 4-20I　肛周脓肿切开根治术
术后肛缘创面

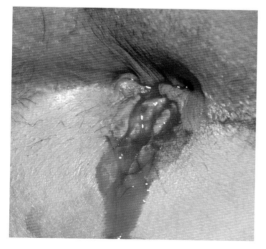

照片图 4-20G　肛周脓肿切开根治术
切开后暴露脓腔

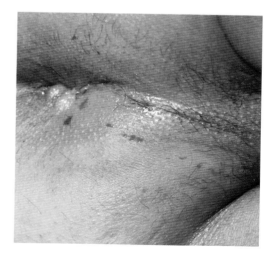

照片图 4-21A　肛周脓肿切开根治术
肛门前深间隙脓肿,脓腔位于阴囊后部偏右
侧,局部皮肤略红,肿胀不显

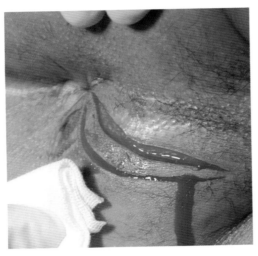

照片图 4-21B 肛周脓肿切开根治术
在脓腔覆盖皮肤上做梭形切口

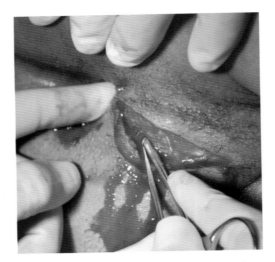

照片图 4-21E 肛周脓肿切开根治术
用蚊式止血钳在食指引导下探查内口

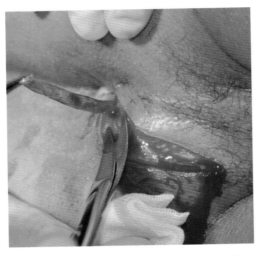

照片图 4-21C 肛周脓肿切开根治术
切除游离皮肤

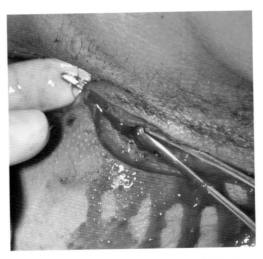

照片图 4-21F 肛周脓肿切开根治术
钳尖自内口探出

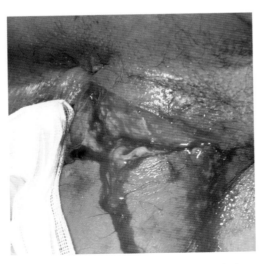

照片图 4-21D 肛周脓肿切开根治术
排出腔内脓液

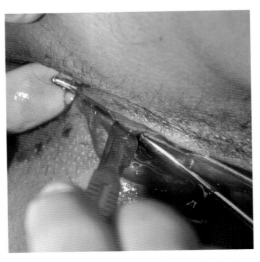

照片图 4-21G 肛周脓肿切开根治术
沿蚊式止血钳切开脓腔

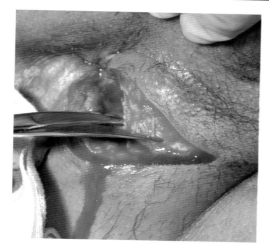

照片图 **4-21H** 肛周脓肿切开根治术
将脓腔完全敞开,不留"盲袋",以防引流不畅

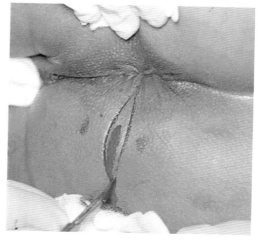

照片图 **4-22B** 肛周脓肿切开根治术
术中,在脓肿处做放射状梭形切口

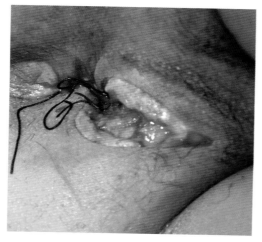

照片图 **4-21I** 肛周脓肿切开根治术
切除外痔、修剪创缘、内口并结扎止血,术毕

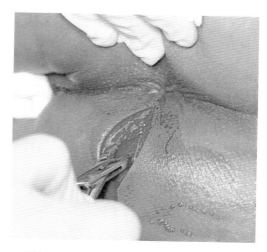

照片图 **4-22C** 肛周脓肿切开根治术
剪除游离皮肤后,用止血钳探入脓腔,钝性分离脓腔,以排出剩余脓液

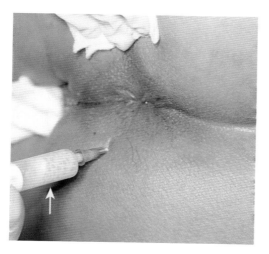

照片图 **4-22A** 肛周脓肿切开根治术
右侧坐骨直肠窝脓肿,局部压痛明显,术前用注射器抽吸部分脓液以明确定位和减压

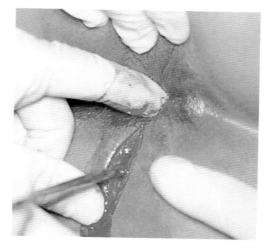

照片图 **4-22D** 肛周脓肿切开根治术
食指在肛内做引导,用蚊式止血钳代替探针,在齿线处寻找内口

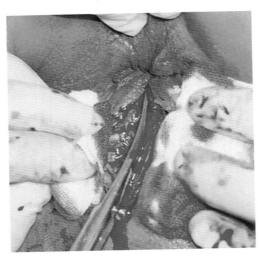

照片图 4-22E　肛周脓肿切开根治术

内口明显,直接沿脓腔切开至齿线处,使病灶完全敞开,敞开后应可见脓腔坏死组织和齿线内口处的感染灶

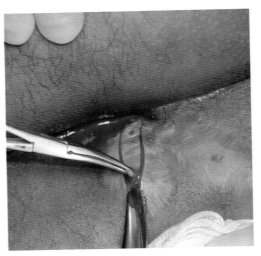

照片图 4-23A　肛周脓肿切开根治术

患者直肠后壁黏膜下脓肿,检查时在齿线以上截石位 6 点位黏膜下可及硬结,压痛明显。术中,患者取右侧卧位,在肛缘 7 点做放射状切口并切除游离皮肤

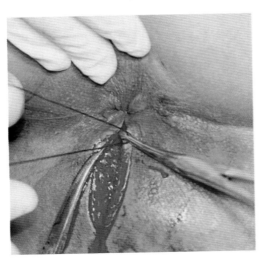

照片图 4-22F　肛周脓肿切开根治术

结扎止血,术毕

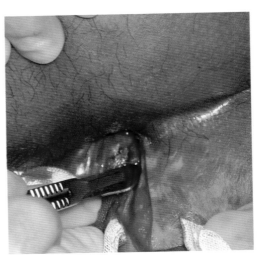

照片图 4-23B　肛周脓肿切开根治术

将切口延至齿线位置,并适当加深

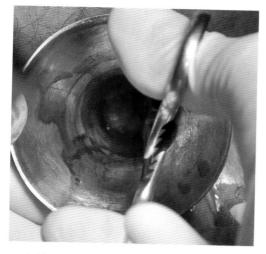

照片图 4-23C　肛周脓肿切开根治术
在肛镜下,自齿线处向上,将硬结钝性分离

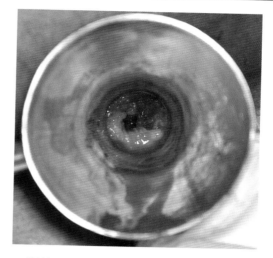

照片图 4-23F　肛周脓肿切开根治术
切开后肛镜下可见坏死腔

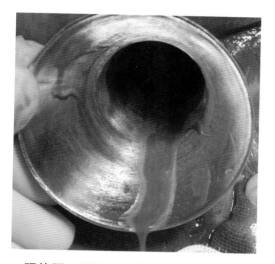

照片图 4-23D　肛周脓肿切开根治术
钝性分离后,可见脓血性液体流出

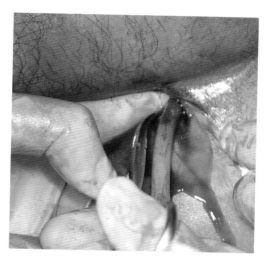

照片图 4-23G　肛周脓肿切开根治术
食指引导,将乳胶管置入脓腔内引流

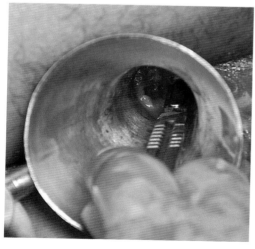

照片图 4-23E　肛周脓肿切开根治术
肛镜下将齿线以上脓腔充分敞开,并使其与
齿线下切口相通,以使术后引流通畅

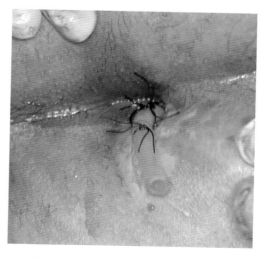

照片图 4-23H　肛周脓肿切开根治术
固定乳胶管,术毕

5. 手术要点和注意事项

（1）切口的长度取决于脓肿范围的大小，范围大者，切口应相应延长，以保证引流通畅。切口宽度应能够使脓腔充分暴露，但一般不超过长度的三分之一。

（2）内口及脓腔定位要准确，大多数脓肿的内口和脓腔在同一点位，指诊即可确定。内口位置不明确时，可在肛门镜下探查，或沿坏死腔直接将内口切开。

（3）术中探寻内口时，动作要轻柔，不能强行探查，防止遗漏和形成新病灶。

（4）切开脓腔后应使其引流通畅，切口远端不留"盲袋"，必要时可适当延长切口。

（5）由于肛周局部病理和生理的特殊性，清除坏死组织后，不必搔刮脓腔壁，引流通畅即可，以防损伤和术后疼痛加重。

（二）肛周脓肿主灶切开、对口引流术

该手术方法是安氏疗法创始人安阿玥教授1983年首先提出并创用（《肛肠杂志》1983年第三卷第二期），是对肛肠疾病治疗的重要贡献。

1. 适应证 马蹄形脓肿和其他范围较大的肛周脓肿。

2. 操作方法 取侧卧位，常规消毒铺巾，行局麻或骶麻。①确定内口位置和脓肿范围。②在与内口相同点位的脓肿皮肤上做一以肛门为中心的放射状梭形切口，切除游离皮肤，切开皮下组织，敞开部分病灶排出脓液。③用探针或弯头止血钳探入脓腔，向肛窦方向轻轻探查内口，自内口探出后，沿探针或止血钳切开内口至脓腔间的组织（主灶切开）。④食指或止血钳探查脓腔侧缘，探查同时将脓腔内的纤维间隔钝性分离，以保证引流通畅。⑤在两侧缘做放射状梭形切口，暴露脓腔，使之与主灶切口贯通（对口引流）。⑥修剪创缘，清除内口周围及脓腔内坏死组织。止血、凡士林纱条引流、包扎固定，术毕。

3. 术后处理 术后当日少量进食，次日起正常饮食。常规使用抗菌药物3～5天控制感染。术后24～48小时可排便，便后换药。

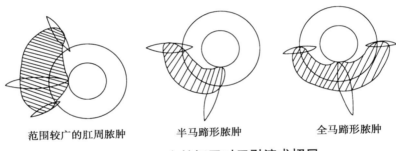

范围较广的肛周脓肿　　半马蹄形脓肿　　全马蹄形脓肿

示意图 4-4　主灶切开对口引流术切口

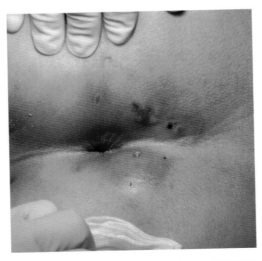

照片图 4-24A　肛周脓肿主灶切开对口引流术

病灶位于截石位5～8点，其中5点和6点为同一病灶的两破溃外口，脓已出，术前检查提示该病灶与6点位齿线相通。7～8点脓肿隆起，尚未完全破溃，由左侧病灶蔓延所致，不与齿线相通

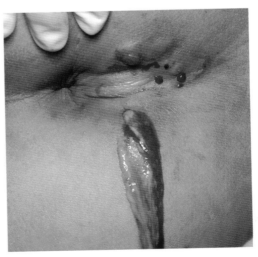

照片图 4-24B　肛周脓肿主灶切开对口引流术

术中麻醉后排脓

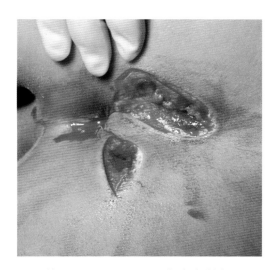

照片图 4-24C　肛周脓肿主灶切开对口引流术

分别在两病灶做放射状棱形切口,其中 5～6 点位为主灶,切口可延至肛缘处,右侧切口大小则以脓腔引流通畅为原则

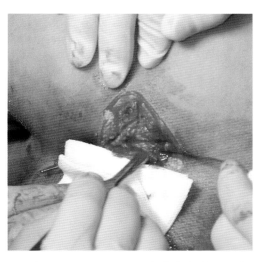

照片图 4-24E　肛周脓肿主灶切开对口引流术

以探针自主灶向齿线方向探查,寻找内口,自内口探出后切开、止血

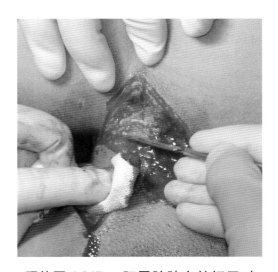

照片图 4-24D　肛周脓肿主灶切开对口引流术

搔刮创面坏死组织

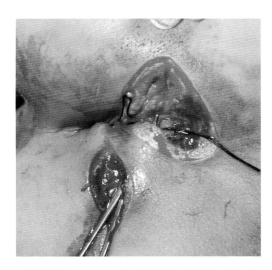

照片图 4-24F　肛周脓肿主灶切开对口引流术

以止血钳自右侧病灶向主灶方向沿坏死组织探查,可自主灶探出,证明两病灶相通,钝性扩创引流。结扎止血后,术毕

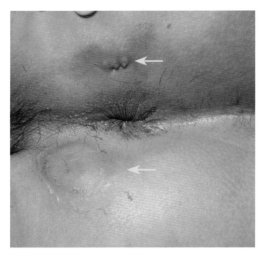

照片图 4-25A　肛周脓肿主灶切开对口引流术

半马蹄形脓肿合并半马蹄形肛瘘,脓肿位于右侧,可见截石位 10 点位红肿明显,瘘管位于左侧,外口位于 3 点。二者共同内口即病变主灶,位于 6 点位齿线处

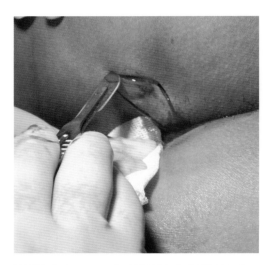

照片图 4-25C　肛周脓肿主灶切开对口引流术

同样方法处理 3 点肛瘘外口

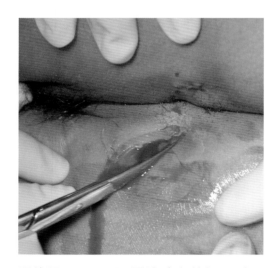

照片图 4-25B　肛周脓肿主灶切开对口引流术

术中,在 10 点红肿处做放射状梭形切口,排出脓液,清除病灶坏死组织

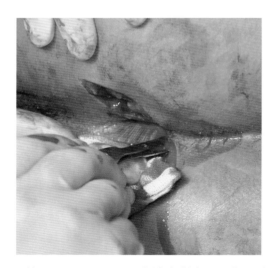

照片图 4-25D　肛周脓肿主灶切开对口引流术

在 7 点位做放射状切口,切开 6 点位主灶,清除坏死组织,使引流通畅

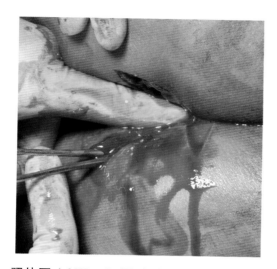

照片图 4-25E 肛周脓肿主灶切开对口引流术

用蚊式止血钳自 10 点切口探入脓腔,可在 6 点主灶处探出,钝性扩创

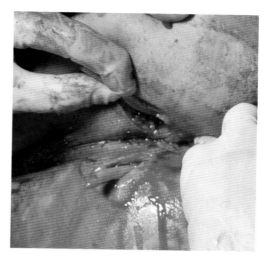

照片图 4-25G 肛周脓肿主灶切开对口引流术

乳胶管贯穿 3 点切口和主灶切口

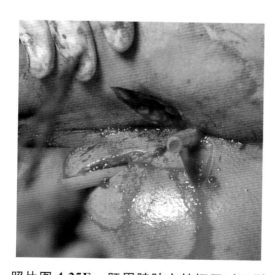

照片图 4-25F 肛周脓肿主灶切开对口引流术

乳胶管贯穿主灶切口和 10 点切口,并缝扎固定

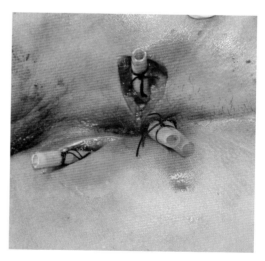

照片图 4-25H 肛周脓肿主灶切开对口引流术

术后肛周

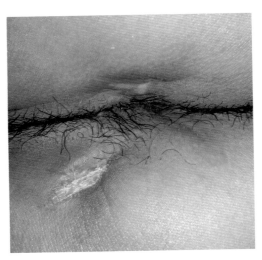

照片图 4-25I 肛周脓肿主灶切开对口引流术

术后 25 天复查,切口全部愈合

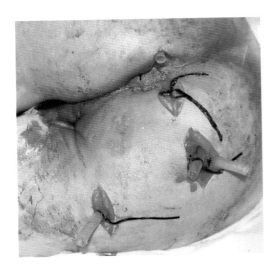

照片图 4-26B 马蹄形脓肿切口示例

在 7 点位做梭形切口,切开 6 点主灶,并在肛缘 5 点和右侧脓肿范围内做两切口,置入乳胶管引流

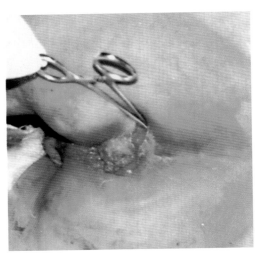

照片图 4-26A 马蹄形脓肿切口示例

全马蹄形脓肿,止血钳自截石位 5 点破溃处探入,可探查其深度

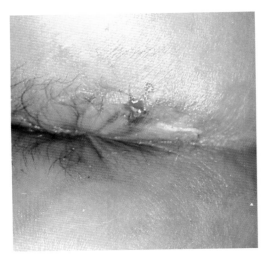

照片图 4-27A 马蹄形脓肿切口示例

两侧坐骨直肠窝脓肿经后侧贯通,截石位 5 点破溃并有脓液溢出

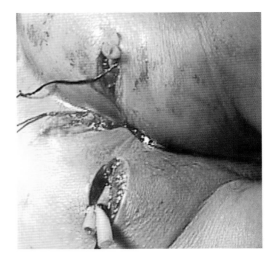

照片图 4-28B　马蹄形脓肿切口示例
术中在截石位 5 点做梭形切口,切开 6 点主
灶,在红肿最明显处分别切开并置入乳胶管,
形成对口引流

4. 手术要点和注意事项

(1) 术前和术中要对脓腔的范围、走行及与内
口关系做出正确判断。

(2) 内口定位要准确,半马蹄或全马蹄形脓肿
内口在截石位 6 点,其他脓肿内口多与红肿最明显
处相同点位。

(3) 皮桥较窄时,换药时可直接冲洗,用凡士
林纱条贯穿切口引流,如皮桥较宽,则需术中置入带
侧孔的乳胶管,每日换药时冲洗,待冲洗液清亮无絮
状坏死物后,撤管换凡士林纱条引流。

(4) 主灶切口如恰在脓腔侧缘处,则只需在另
一侧缘做一切口,但如皮桥过宽,则需在两切口间再
做一切口,以免引流不畅。

**(三) 高位肛周脓肿低位切开、高位乳胶管引
流术**

1. 适应证　脓腔位置超过肛管直肠环的高位
脓肿(一般在肛提肌以上),主要包括骨盆直肠窝脓
肿和直肠后间隙脓肿。

2. 操作方法　取侧卧位,常规消毒铺巾,宜行
骶麻。①确定内口位置和脓肿范围。②在与内口相
同点位的皮肤上做一以肛门为中心的放射状梭形切
口,切除游离皮肤,切开皮下组织,敞开部分病灶排
出脓液。③用探针或止血钳探入脓腔,向肛窦方向
轻轻探查内口,自内口探出后,沿探针或止血钳切开
内口至脓腔间的组织,如内口位置和脓腔走行明显,

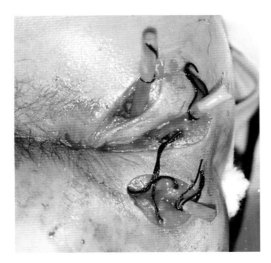

照片图 4-27B　马蹄形脓肿切口示例
术中切开 6 点主灶,并在 4、7 点脓肿范围边
缘分别做切口,使引流通畅

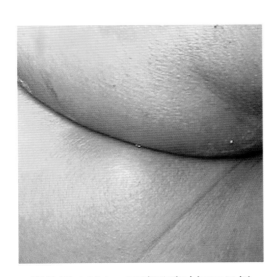

照片图 4-28A　马蹄形脓肿切口示例
术前见肛周两侧红肿,未破溃

亦可沿坏死组织直接切开(低位切开)。④自内口处沿坏死组织向上钝性分离,排出高位脓腔脓液。⑤适当扩创,以顶端带有侧孔的乳胶管,置入脓腔深部顶端,缝扎固定(高位引流)。⑥修剪创缘,清除内口周围及低位脓腔内坏死组织,止血、凡士林纱条引流、包扎固定,术毕。

3. 术后处理 术后当日少量进食,次日起正常饮食。常规使用抗菌药物 3 ~ 5 天控制感染。术后 24 ~ 48 小时可排便,便后换药。

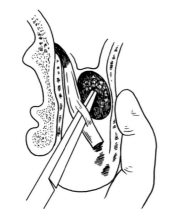

示意图 4-5 钝性分离肛提肌

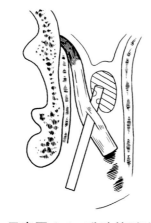

示意图 4-6 乳胶管引流

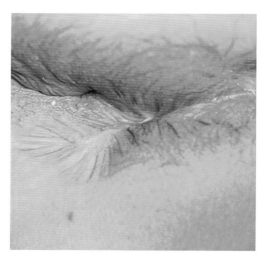

照片图 4-29A 高位肛周脓肿低位切开高位乳胶管引流术

患者既往曾行引流术,因未处理原发内口,脓肿再发。局部检查肛周截石位 6 ~ 9 点可见引流术瘢痕,无红肿,指诊齿线以下肛周无明显压痛,齿线 9 点位及以上肛管直肠环处有压痛,质稍硬,局部温度升高,无波动感。考虑为骨盆直肠窝脓肿,内口在 9 点位

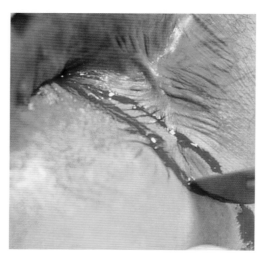

照片图 4-29B 高位肛周脓肿低位切开高位乳胶管引流术

术中患者取右侧卧位,在 9 点位肛缘处做放射状切口,并剪除游离皮肤

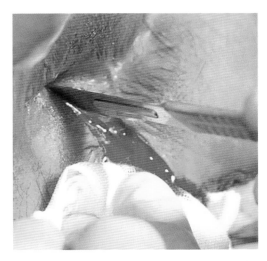

照片图 **4-29C**　高位肛周脓肿低位切开高位
乳胶管引流术

将创口延至齿线 9 点位内口处,并适当扩创,
无脓液流出,可判断脓腔仅限于位置较高的
骨盆直肠窝,而不累及低位的坐骨直肠窝

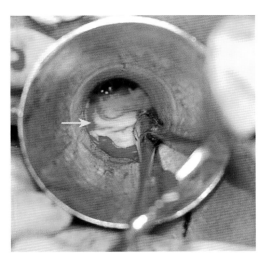

照片图 **4-29E**　高位肛周脓肿低位切开高位
乳胶管引流术

使用止血钳自该处钝性分离肛提肌,将骨盆
直肠内脓液排出

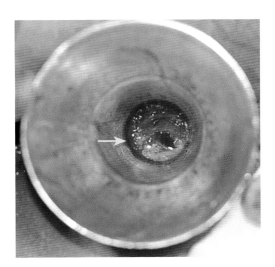

照片图 **4-29D**　高位肛周脓肿低位切开高位
乳胶管引流术

镜下暴露内口和肛管直肠环上 1/3,此处术前
检查时疼痛明显,并且因炎性浸润而质地变
硬较突出

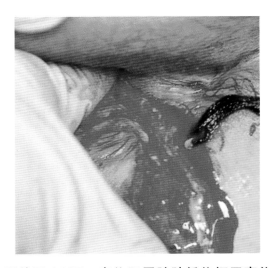

照片图 **4-29F**　高位肛周脓肿低位切开高位
乳胶管引流术

食指自切口处进入肛内,以探查脓腔具体位
置、范围

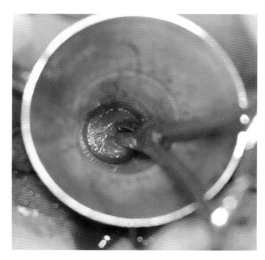

照片图 4-29G 高位肛周脓肿低位切开高位乳胶管引流术

再次用止血钳钝性分离扩创,以保证引流通畅

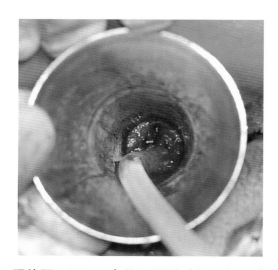

照片图 4-29H 高位肛周脓肿低位切开高位乳胶管引流术

将带侧孔的乳胶管置入脓腔引流

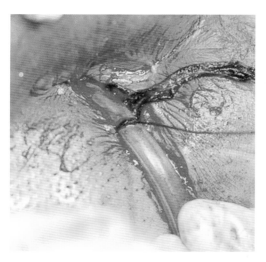

照片图 4-29I 高位肛周脓肿低位切开高位乳胶管引流术

缝扎固定乳胶管,结扎止血,术毕

4. 手术要点和注意事项

(1) 术前和术中要对脓腔、内口位置做出正确判断。

(2) 为保证引流通畅,可部分切断肛管直肠环。

(3) 术后换药时,自乳胶管下端灌入生理盐水,彻底冲洗脓腔,使脱落坏死组织排出。经反复多日冲洗,流出的冲洗液清亮无杂质时,说明脓腔内坏死物已完全脱落,可拔管以油纱条引流。

(4) 如无低位脓腔存在,切开时可直接切到内口位置。

(5) 无论低位脓腔是否存在,齿线以下都必须全部敞开,并做 V 形切口,以防齿线以上的高位脓肿引流不畅。

(四) 肛周脓肿切开引流术

1. 适应证 无内口的肛周脓肿、暂不适宜行根治术者。

2. 操作方法 取侧卧位,常规消毒铺巾,局麻。①确定脓肿范围。②在红肿最明显处做一放射状梭形切口,排出脓液。③脓腔较大时,以食指或止血钳将脓腔内的纤维间隔钝性分离,以避免脓液残留和引流不畅。④修剪创缘、止血、凡士林纱条或乳胶管引流、包扎固定,术毕。

3. 术后处理 术后当日少量进食,次日起正常饮食。常规使用抗菌药物 3~5 天控制感染。术后 24~48 小时可排便,便后换药。

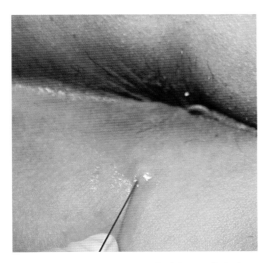

照片图 4-30A　肛周脓肿切开引流术
术中患者取左侧卧位,在拟切开处行局部浸
润麻醉

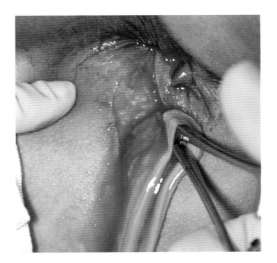

照片图 4-30C　肛周脓肿切开引流术
用止血钳向脓腔方向钝性分离皮下组织,排
出脓液

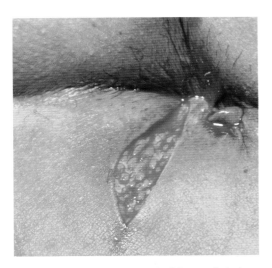

照片图 4-30B　肛周脓肿切开引流术
做梭形切口并切除游离皮肤

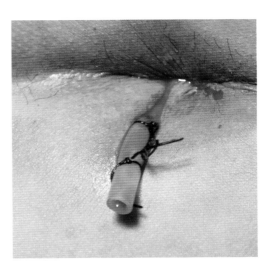

照片图 4-30D　肛周脓肿切开引流术
放置并固定引流乳胶管,术毕

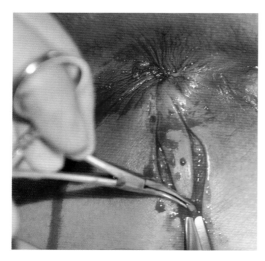

照片图4-31A　肛周脓肿切开引流术
术中患者取左侧卧位,麻醉后在肿胀隆起明
显处做梭形切口

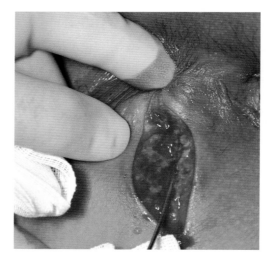

照片图4-31C　肛周脓肿切开引流术
探针不能顺利从齿线处引出,因脓肿及周围
属于急性炎症期,组织脆而韧性差,为避免盲
目探查造成新的感染灶,拟决定择期根治

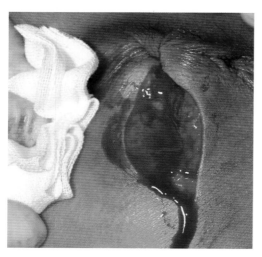

照片图4-31B　肛周脓肿切开引流术
切除游离皮肤后,可见少量坏死组织,无脓液
流出,考虑脓肿位置较高

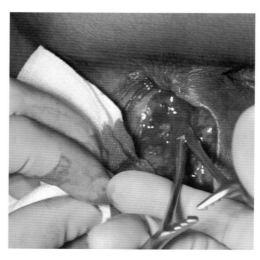

照片图4-31D　肛周脓肿切开引流术
用止血钳沿坏死灶向深处钝性分离

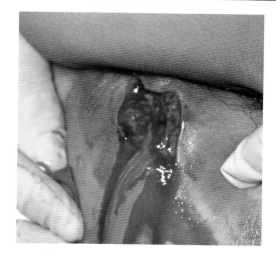

照片图 4-31E　肛周脓肿切开引流术
打开脓腔后血性脓液流出

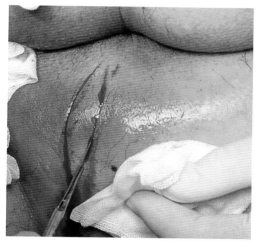

照片图 4-32B　肛周脓肿切开引流术
在疼痛、波动感最明显处做梭形切口

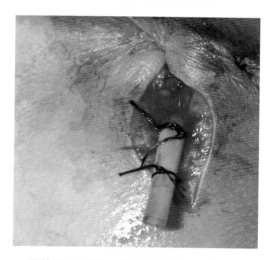

照片图 4-31F　肛周脓肿切开引流术
因脓腔较深,排净脓液后,乳胶管置入引流并
固定,术毕

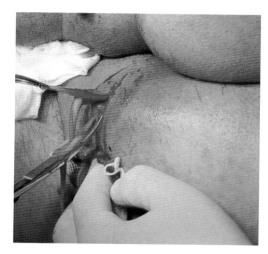

照片图 4-32C　肛周脓肿切开引流术
剪除游离皮肤时,见脓液流出

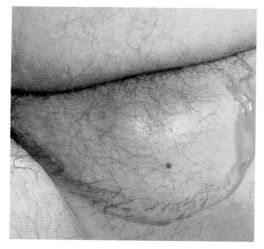

照片图 4-32A　肛周脓肿切开引流术
右侧坐骨直肠窝脓肿,脓肿范围大

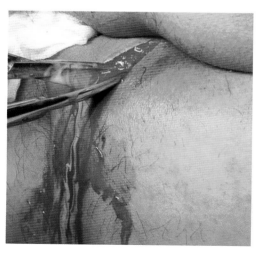

照片图 4-32D　肛周脓肿切开引流术
进一步扩创,使脓液全部流出

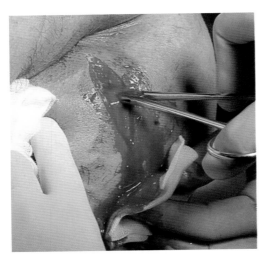

照片图 4-32E　肛周脓肿切开引流术
用蚊式止血钳探查寻找脓肿内口和脓腔范围,并分离纤维间隔

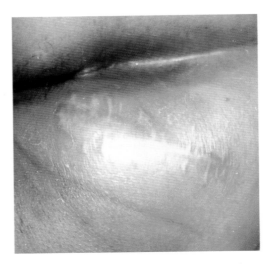

照片图 4-33A　肛周脓肿切开引流术
肛周红肿,范围较广

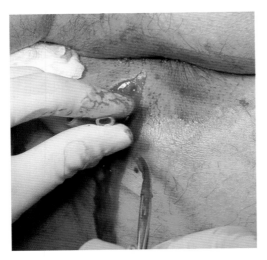

照片图 4-32F　肛周脓肿切开引流术
未探及内口,考虑脓肿由血行感染或其他因素导致,乳胶管引流,术毕

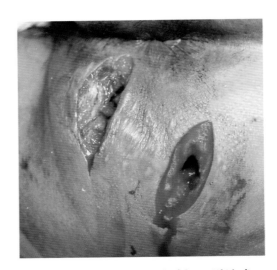

照片图 4-33B　肛周脓肿切开引流术
为避免引流不畅,在脓肿范围内做两梭形切口,排出脓液

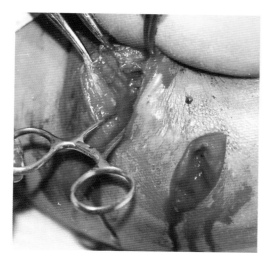

照片图 4-33C　肛周脓肿切开引流术
用止血钳向脓腔深处探查和钝性分离,发现病灶已累及骨盆直肠窝。排出高位脓腔脓液

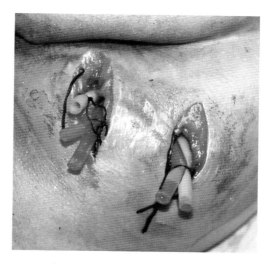

照片图 4-33D　肛周脓肿切开引流术
术中未探及明确内口,遂决定先行引流术,乳胶管需置入高位脓腔内

4. 手术要点和注意事项

（1）明确脓腔范围,切开时选择皮肤最薄弱、红肿最明显处做手术切口。

（2）脓腔要引流通畅,范围较大时或较深时,可在术中放置乳胶管引流。

（3）脓腔较大、脓液较多,发热等全身症状明显时,可用生理盐水或过氧化氢溶液冲洗脓腔,以减轻术后发热和其他不适。

第五章 肛门直肠瘘

【概述】

肛门直肠瘘是病理性原因导致的肛管或肛门直肠部与肛门周围皮肤相通的异常管道,简称肛瘘,由肛周脓肿破溃机化后形成,中医学称其为肛漏。本病属于肛肠科常见疾病,可反复发作,经久不愈,其发病年龄多在18~50岁的青壮年期,男性显著多于女性,有报道称男女比例达(4~6):1。我国是认识"瘘"病较早的国家,首见于战国以前成书的《山海经》,曰"食者不痛,可以为瘘",以后历代医家亦对肛瘘进行了详细的记载和描述。近年来,随着对肛瘘认识的不断加深,其传统疗法得以继承和发展,又形成了许多独具特色、疗效显著的手术新方法。

【病因病理】

(一)中医学病因病机

祖国医学认为肛瘘的病因病机主要包括以下几点:

1. 肛痈溃后,余毒未尽,蕴结不散,血行不畅;

2. 过食辛热温肾之品,致使阴虚生热,便秘肠燥,损伤肠络;

3. 忧虑气结,毒热内蕴于大肠;

4. 劳伤元气后,风、湿、燥、热四气相合,流于肠间,聚而成毒。

(二)病因和病理

肛瘘主要是肛周脓肿破溃脓出或切开排脓后,脓腔缩小机化而形成,二者是肛周各间隙感染化脓性疾病的两个阶段,因此具有相同的发病原因和急性化脓期病理改变。该部分已在前章有所论述,现仅就肛周脓肿发展成肛瘘和肛瘘自身的病理变化过程加以介绍。

肛周脓肿脓液流出后,脓腔壁的坏死组织被新生肉芽组织吸收和取代而机化,脓腔逐渐缩窄,形成走行或直或曲的炎性瘢痕性管道,即为肛瘘。管道在内开口于原发感染的肛隐窝,在外开口于肛周皮肤,二者分别被称为肛瘘的内口和外口,和瘘管一起,是组成肛瘘的三个部分,小部分肛瘘不形成外口,则称为内盲瘘。由于原发感染灶的存在,粪便等肠内容物可持续进入瘘管,形成反复感染和长期的慢性炎症,刺激瘘管壁的纤维结缔组织不断增生,并使管道难以闭合及引流不畅。感染化脓后脓液蓄积在狭窄的管道内,可致脓肿再发,并向肛周其他位置蔓延形成新的支管。

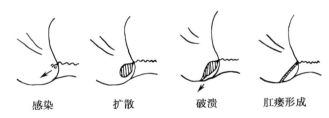

示意图 5-1　肛瘘的形成过程

【分类和诊断】

(一)肛瘘的分类

肛瘘的分类方法众多,如 Bacon 三分类法、Milligan-Morgan 五分类法、中国衡水会议分类标准等。以这些分类法为基础,安阿玥教授将肛瘘分为二类和三型,编者认为该分类方法概括了不同类型肛瘘的基本特点,在临床上较为实用,有利于疾病的诊治,现介绍如下:

1. **二类**　是指将肛瘘分为单纯性和复杂性,其中内口、瘘管和外口唯一者属单纯性,有两个或两个以上瘘管属复杂性。

2. **三型**　是指以外括约肌皮下部和浅部的上缘为分界线,按瘘管累及位置将肛瘘分为皮下瘘、低位肛瘘和高位肛瘘。

(1)**皮下瘘**　瘘管走行低于外括约肌皮下层上缘,内口位于肛窦。

(2)**低位肛瘘**　瘘管累及外括约肌皮下层以上和浅层上缘以下位置,内口位于肛窦。

(3)**高位肛瘘**　瘘管管道穿过括约肌浅层以上部位,唯一的内口位于肛窦。

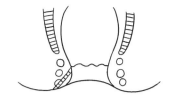

示意图 5-2　单纯性皮下肛瘘

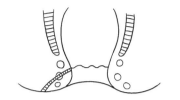

示意图 5-3　单纯性低位肛瘘

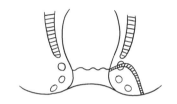

示意图 5-4　单纯性高位肛瘘

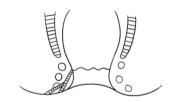

示意图 5-5　复杂性皮下肛瘘

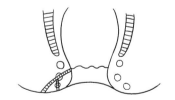

示意图 5-6　复杂性低位肛瘘

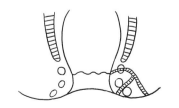

示意图 5-7　复杂性高位肛瘘

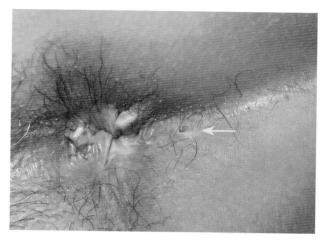

照片图 5-1　单纯性皮下肛瘘

外口破溃,位于截石位 6 ~ 7 点间

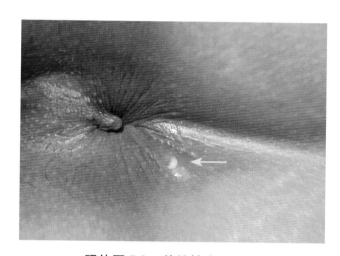

照片图 5-2　单纯性皮下肛瘘

截石位 7 点外口有脓液流出

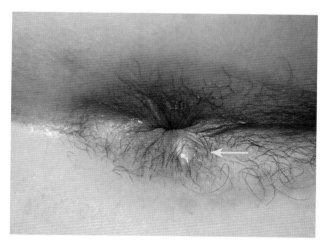

照片图 5-3　单纯性皮下肛瘘

患者左侧卧位,外口未破溃,肿胀隆起,位于
截石位 3 点位

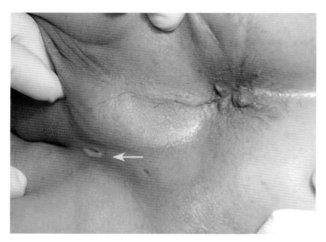

照片图 5-4 单纯性低位肛瘘
外口未闭合,瘘管位于肛门和阴囊间会阴部

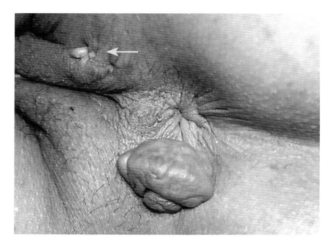

照片图 5-6 单纯性低位肛瘘
截石位 1 点位距肛缘 3cm 处为一外口,内口在同位齿线处;9 点位距肛缘 2cm 处肿物为另一单独肛瘘外口的增生组织,其内口在齿线 9 点位

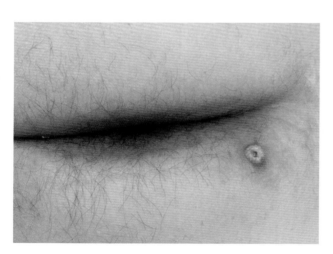

照片图 5-5 单纯性低位肛瘘
外口位于截石位 7 点,因反复炎症刺激,外口周围皮肤增厚并纤维化

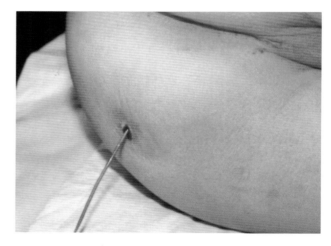

照片图 5-7 单纯性高位肛瘘
外口位于肛缘左侧约 12cm 处,探针可顺利进入瘘管 15cm,达肛管直肠环以上

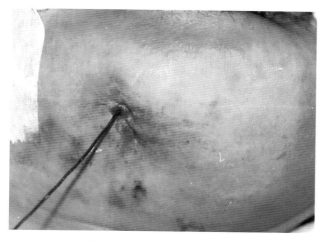

照片图 5-8　单纯性高位肛瘘
外口距肛缘约 12cm，探针可顺利进入约 10cm

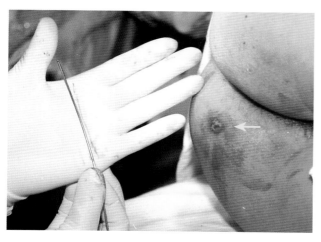

照片图 5-9　单纯性高位肛瘘
4 点位距肛缘约 4cm 处可见外口，以探针探
查，探入深度超过术者掌宽，约 8cm

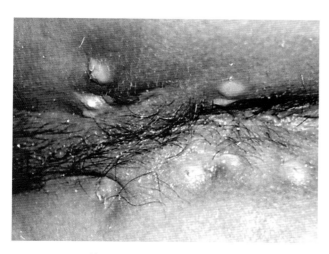

照片图 5-10　复杂性皮下肛瘘
肛周可见 7 处外口，但检查确定仅在齿线处
截石位 1、6、9 点有 3 内口

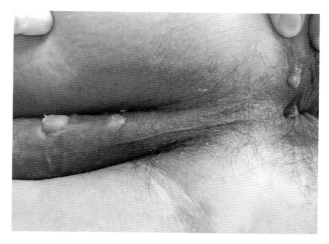

照片图 5-11　复杂性皮下肛瘘
三外口分别位于肛缘截石位 2 点和阴囊部，
其中 2 点外口与同位内口相通，并与阴囊处
两外口以支管相连

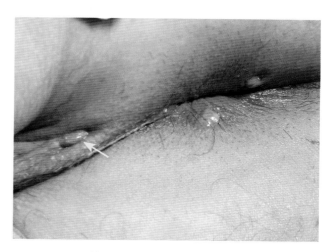

照片图 5-12　复杂性皮下肛瘘
肛周分布有 3 外口，其中阴囊根部截石位
1 点和 9 点两外口相连，内口位于 9 点位
齿线处

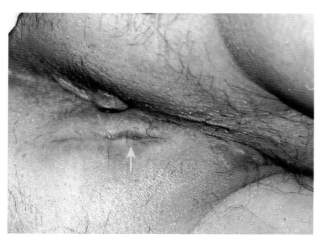

照片图 5-13 复杂性皮下肛瘘
肛缘截石位 1 点处瘢痕为脓肿阶段排脓切口,脓出闭合后形成肛瘘。复发时病灶蔓延至阴囊根部,脓液行将于红肿处破皮而出

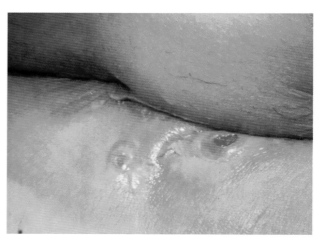

照片图 5-15 复杂性低位肛瘘
两外口分别位于截石位 1 点和 2 点,各自经单独瘘管通向齿线 2 点处同一内口

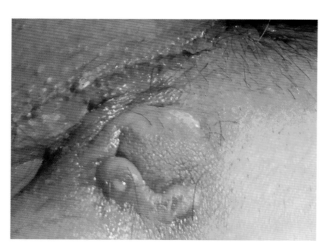

照片图 5-14 复杂性低位肛瘘
两外口位于截石位 10 ~ 11 点间,图中左侧外口直接通向内口,并与右侧外口相通

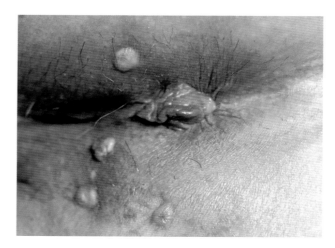

照片图 5-16 复杂性低位肛瘘
可见截石位 10 点、11 点和 2 点三外口,其中 11 点、2 点外口分别与同位齿线处内口相通,10 点外口又通过支瘘管连接 11 点外口

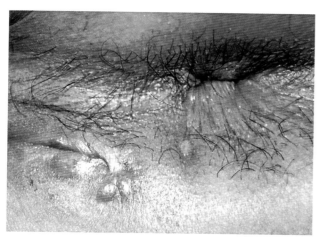

照片图 5-17　复杂性低位肛瘘
右侧肛周可见 3 外口,其中距肛缘最近的 10
点处外口分别通过瘘管与齿线 9 点处内口
和另外两外口相连

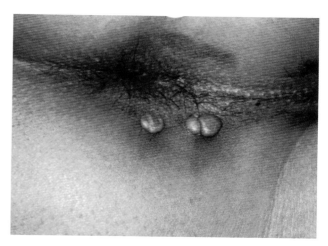

照片图 5-19　复杂性低位肛瘘
肛缘截石位 2 点处外口分别与同位齿线处
内口和另一外口相通

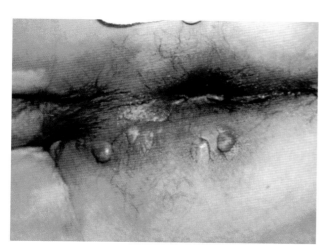

照片图 5-18　复杂性低位肛瘘
右侧肛缘可见 3 外口,其中截石位 11 点两外
口相通

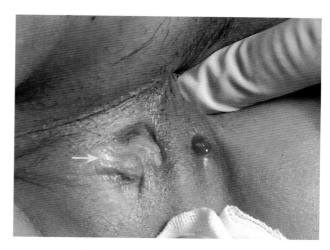

照片图 5-20　复杂性低位肛瘘
肛缘截石位 10 点处脓血溢出处为一肛瘘外
口,其内口位于同位齿线处。11 点瘢痕为另
一闭合外口,与 10 点外口相通

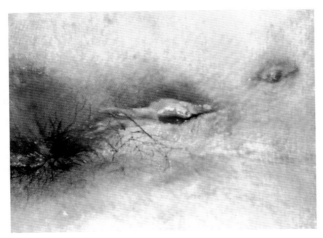

照片图 5-21　复杂性高位肛瘘
肛门后侧高位肛瘘,内口位于截石位 6 点齿
线,图中可见 5 点处两外口

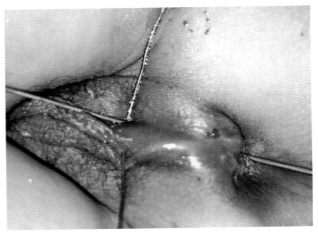

照片图 5-24　直肠前庭瘘
外口位于女性阴道前庭者称为直肠前庭瘘,是
肛瘘的特殊类型。以探针穿入,可见瘘管走行

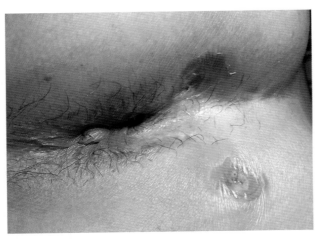

照片图 5-22　复杂性高位肛瘘
两外口分别位于截石位 5 点和 7 点,各自有
单独瘘管通向 6 点齿线处同一内口

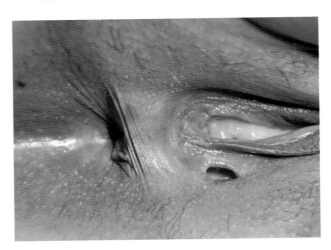

照片图 5-25　直肠前庭瘘
外阴左侧可见外口,分别与直肠和
会阴相通

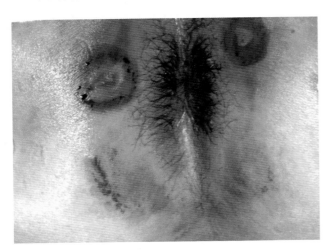

照片图 5-23　复杂性高位肛瘘
全马蹄形肛瘘,碘酒所圈出位置为两外口,
内口位于齿线处 6 点

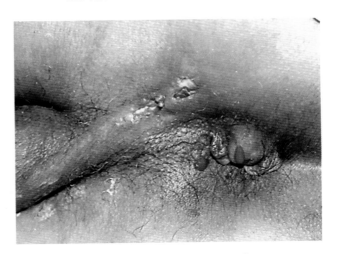

照片图 5-26A　结核性肛瘘
结核性肛瘘为肛门直肠瘘的另一种特殊类
型,外口不闭合,分泌物稀薄如米泔样

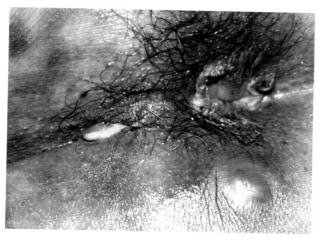

照片图 5-26B　结核性肛瘘
肛周皮肤色黑,肛缘截石位 10 点外约 3cm
隆起为暂时闭合的外口,无明显外口,触压
后可见米泔样脓液

（二）肛瘘的诊断

依靠询问病史和局部检查,肛瘘一般不难诊断。肛瘘患者多有肛周脓肿自行溃破或切开排脓史,脓出后创口缩小,但经久不愈,反复破溃流脓,脓液可刺激肛周皮肤,引起局部痛痒感,若脓液流出不畅,病变部位还会出现红肿疼痛等肛周脓肿的症状。局部检查时,在肛周皮肤可见肉芽组织增生隆起或破溃口,此为肛瘘的外口,按压后可有少量脓液溢出,若瘘管位置较浅,还可在皮下扪及索条,自外口通向齿线处的内口,并且内口处因反复感染,常有硬结形成和压痛;高位肛瘘常没有外口,且瘘管位置较深,不易触及,但齿线以上的肛管直肠环常因慢性炎症刺激而变硬,并有压痛。内口位置一般与其相对应。

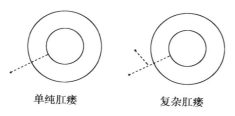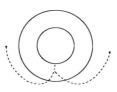

单纯肛瘘　　复杂肛瘘　　半马蹄形肛瘘　　全马蹄形肛瘘

示意图 5-8　肛瘘走行

肛瘘诊断后,还需明确其内口位置和瘘管走行,以便于手术治疗。常用的方法除肛内指诊外,还包括探针探查法和双氧水灌注法,如肛瘘位置较深,走行复杂,与邻近组织有关联时,还可行 B 超、碘油造影、MRI 等辅助检查。

1. **探针探查**　探针是诊治肛瘘的重要工具,探查时将探针由肛瘘外口引入,同时配合肛内指诊,可定位肛瘘内口,手术中在主管切开后,还可使用探针探查有无支管。注意探查时切忌暴力操作,以免造成假道。

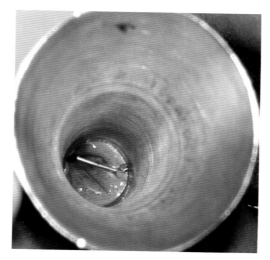

照片图 5-27　探针探查肛瘘内口
自肛瘘外口引入探针,可从齿线处探出,内口位置明确

2. 双氧水灌注　该法是一种探查肛瘘走行和内口行之有效的方法,对瘘管走行弯曲、支管多、位置高的复杂肛瘘尤为适用。操作时需从肛瘘外口加压注入双氧水,观察双氧水气泡冒出位置即为肛瘘内口或与之相通的外口。

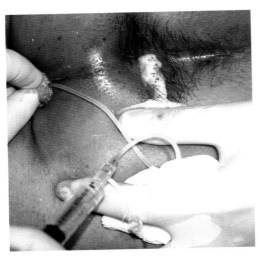

照片图 5-28A　双氧水灌注法探查肛瘘内口
自外口注入双氧水,见白色泡沫自肛门流出,可初步判断外口与肛内相通

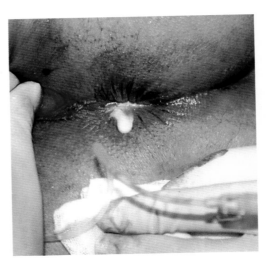

照片图 5-29A　双氧水灌注法探查肛瘘内口
术中内口不明确,自外口注入双氧水,有白色泡沫自肛门流出

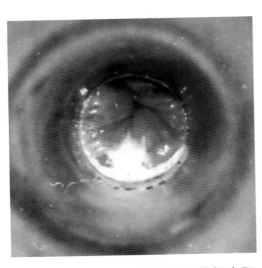

照片图 5-28B　双氧水灌注法探查肛瘘内口
肛镜下见白色泡沫流出位置即为内口

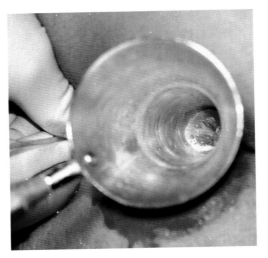

照片图 5-29B　双氧水灌注法探查肛瘘内口
镜下见流出白色泡沫位置在齿线处 12 点,该处即为肛瘘内口

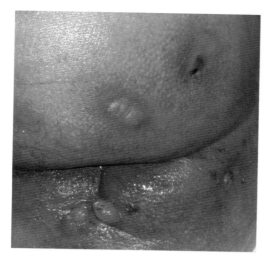

照片图 5-30A　双氧水灌注法探查瘘管走行

图中见肛周四处瘢痕或外口,瘘管走行复杂

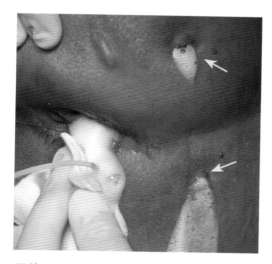

照片图 5-30B　双氧水灌注法探查瘘管走行

选择 9 点位外口灌注双氧水,气泡在肛门口和 4、7 点外口出现,可判断三外口间有瘘管相连,瘘管走行基本明确

3. 辅助检查　主要包括 B 超、碘油造影和 MRI。肛周 B 超和肛管直肠腔内 B 超可清晰显示肛管直肠周围组织层次,能明确瘘管走行、支管数目、内口位置及瘘管与括约肌的关系,诊断准确率较高,结合临床,可较好的指导手术治疗。MRI 检查亦可达到相同的效果,并可进行三维重建。

【治疗】

肛瘘的治疗方法包括手术疗法和保守疗法。手术疗法是目前根治肛瘘的最好方法;保守疗法则多用于全身状况较差、暂时不宜接受手术者缓解症状,控制炎症发展和减轻疼痛等,一般无法达到根治的目的。本节主要介绍手术方法。

(一) 肛瘘切开根治术

1. 适应证　单纯性皮下和低位肛瘘。

2. 操作方法　取侧卧位,常规消毒铺巾,局麻、松弛肛门。①确定内口、外口位置和瘘管走行。②沿瘘管做一以肛门为中心的放射状梭形切口,切口长度宜超过瘘管长度 0.5～1cm。切除游离皮肤。③以探针自外口探入瘘管,并自内口引出,沿探针切开内口至外口间的瘘管壁等组织,将瘘管完全敞开。④修剪创缘和内口,清除坏死组织和较重的瘢痕,保证引流通畅。⑤止血、凡士林纱条引流、包扎固定,术毕。

3. 术后处理　术后当日少量进食,次日起正常饮食。常规使用抗菌药物 3～5 天控制感染。术后 24～48 小时可排便,便后换药。

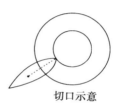

切口示意

示意图 5-9　单纯性皮下和低位肛瘘手术切口

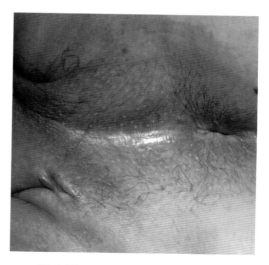

照片图 5-31A　肛瘘切开根治术

会阴部位肛瘘,外口位于阴囊根部截石位 11 点处

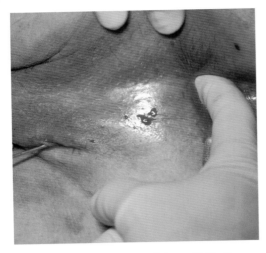

照片图 5-31B　肛瘘切开根治术
以探针探查瘘管走行和内口位置

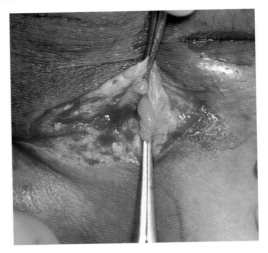

照片图 5-31E　肛瘘切开根治术
自外口沿坏死组织将瘘管部分切开，
可见坏死组织

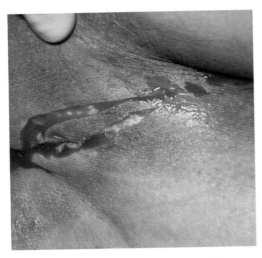

照片图 5-31C　肛瘘切开根治术
沿瘘管走行做梭形切口

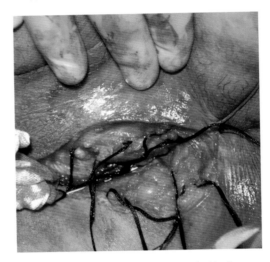

照片图 5-31F　肛瘘切开根治术
结扎创面出血点，将探针自内口引出

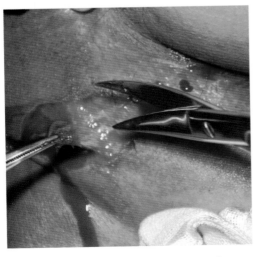

照片图 5-31D　肛瘘切开根治术
切除游离皮肤

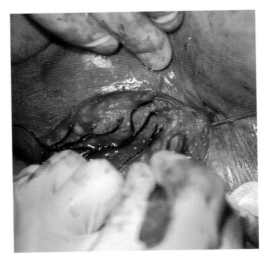

照片图 5-31G　肛瘘切开根治术
沿探针切开剩余瘘管

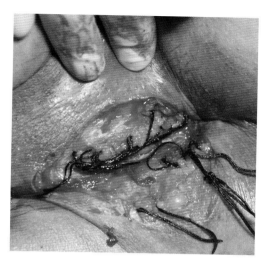

照片图 5-31H　肛瘘切开根治术
瘘管全部敞开,可见管壁坏死组织,结
扎止血、修剪创缘和内口,术毕

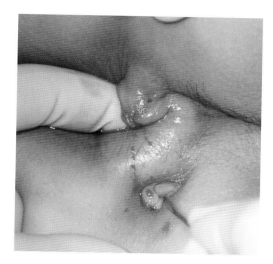

照片图 5-32B　肛瘘切开根治术
术中患者取左侧卧位,探针探查瘘管
走行及内口位置

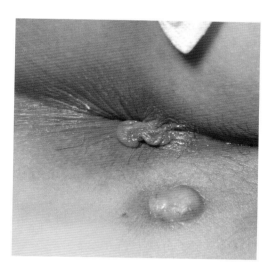

照片图 5-32A　肛瘘切开根治术
外口位于截石位 2 点处,局部增
生隆起,未破溃

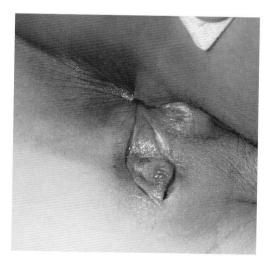

照片图 5-32C　肛瘘切开根治术
沿瘘管走行做梭形切口

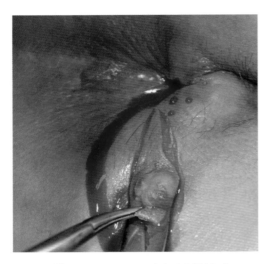

照片图 5-32D 肛瘘切开根治术
切除游离皮肤

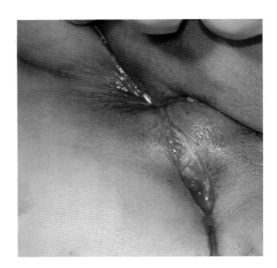

照片图 5-32F 肛瘘切开根治术
探针自外口探入、内口引出

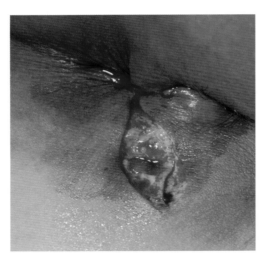

照片图 5-32E 肛瘘切开根治术
皮下可见外口处坏死组织

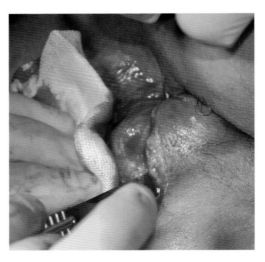

照片图 5-32G 肛瘘切开根治术
沿探针切开皮下组织、脂肪、肌纤维、
瘘管壁等组织

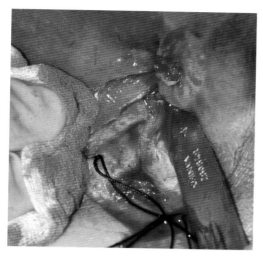

照片图 5-32H　肛瘘切开根治术
瘘管全部敞开,可见管壁坏死组织自
外口通向齿线

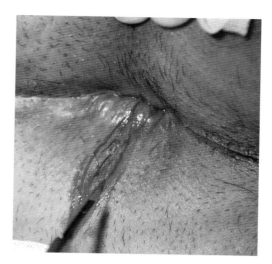

照片图 5-33A　肛瘘切开根治术
外口位于截石位 3 点,内口在同位齿
线处,术中沿瘘管做放射状梭形切口

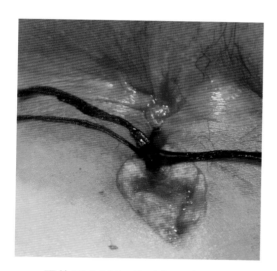

照片图 5-32I　肛瘘切开根治术
止血、修剪创缘和内口,术毕

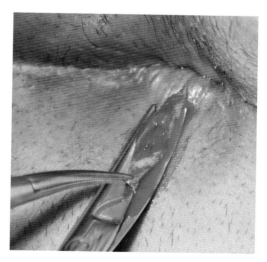

照片图 5-33B　肛瘘切开根治术
切除游离皮肤

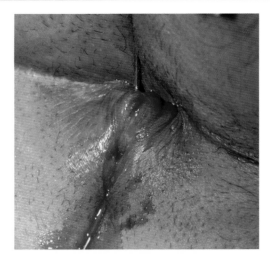

照片图 5-33C　肛瘘切开根治术
以探针自外口探入,内口引出

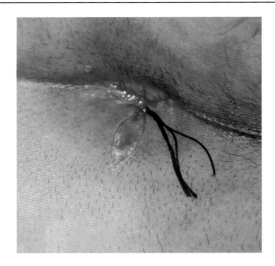

照片图 5-33F　肛瘘切开根治术
结扎出血点,术毕

4. 手术要点和注意事项

（1）切口的长度取决于瘘管的长短,瘘管越长,切口应越长,切口宽度一般不超过长度的三分之一,以保证创口引流通畅和正常愈合。

（2）瘘管切开后用探针探查管壁上的可疑坏死部位,以防遗漏支管。

（3）术中不能强行探查内口,防止形成假灶,会阴部位的肛瘘通常较表浅,并且用探针探查时,要自会阴向肛门方向,相反则可能穿入阴囊或阴道内。

（4）不必将瘘管的瘢痕组织全部剔除,只需切除瘢痕较重的部位,以引流通畅为度,防止创口扩大和疼痛加重。

（二）高位肛瘘低位切开、高位乳胶管引流术

1. 适应证　高位肛瘘。

2. 操作方法　取侧卧位,常规消毒铺巾,宜行骶麻。①确定内口位置、瘘管走行及其炎症侵及范围。②在与内口相同点位的皮肤上做一以肛门为中心的放射状梭形切口,并切除游离皮肤。③沿梭形切口向上,将齿线处内口切开,必要时可将梭形切口加深、加长以使其引流通畅;对于有低位瘘管和外口者,以探针贯穿内外口后沿探针切开,使低位瘘管完全敞开。（低位切开）④自内口位置起,用止血钳沿坏死组织向上钝性分离至瘘管顶端,以食指扩创并搔刮坏死灶,使之引流通畅,必要时可部分切断肛管直肠环。⑤以顶端带有侧孔的乳胶管,置入瘘管深部顶端,缝扎固定（高位引流）。⑥修剪创缘,清除内口周围及低位脓腔内坏死组织。止血、凡士林纱

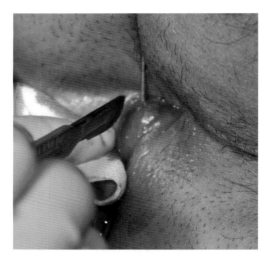

照片图 5-33D　肛瘘切开根治术
沿探针将瘘管切开

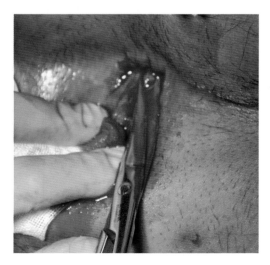

照片图 5-33E　肛瘘切开根治术
修剪创缘和内口

条引流、包扎固定,术毕。

3. 术后处理 术后当日少量进食,次日起正常饮食。常规使用抗菌药物 3~5 天控制感染。术后 24~48 小时可排便,便后换药。

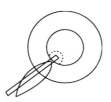

示意图 5-10 高位肛瘘乳胶管引流
将引流管行置入高位盲腔

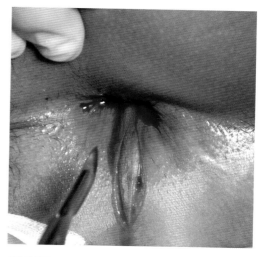

照片图 5-34B 高位肛瘘低位切开,高位乳胶管引流术
术中,在 9 点位硬结处,做放射状梭形切口

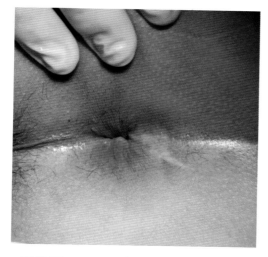

照片图 5-34A 高位肛瘘低位切开,高位乳胶管引流术
术前肛周未见明显外口,肛缘截石位 7 点可见脓肿形成期所行切开引流术瘢痕。检查时可在肛缘 9 点位皮下扪及硬结,约 1cm×5cm 大小,有明显压痛,自硬结可扪及索条状组织形成并通向同位齿线,齿线处及以上 7~9 点肛管直肠环质硬,并有压痛

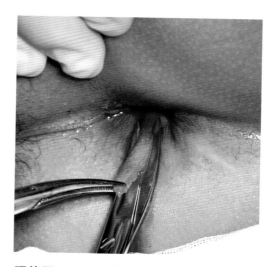

照片图 5-34C 高位肛瘘低位切开,高位乳胶管引流术
剪除游离皮肤

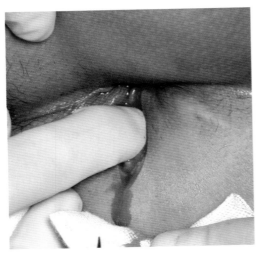

照片图 5-34D　高位肛瘘低位切开，高位乳胶管引流术
剪除游离皮肤后见少许坏死组织，继续以食指向深层钝性分离至硬结处

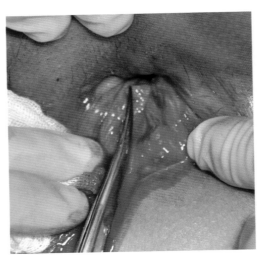

照片图 5-34F　高位肛瘘低位切开，高位乳胶管引流术
排出脓液后，自脓腔沿索条状组织剪切至9点内口处

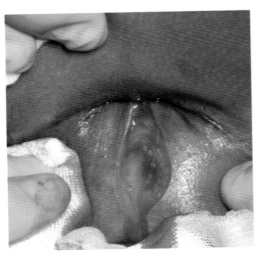

照片图 5-34E　高位肛瘘低位切开，高位乳胶管引流术
硬结为一小脓腔，钝性分离敞开后流出脓液约2ml

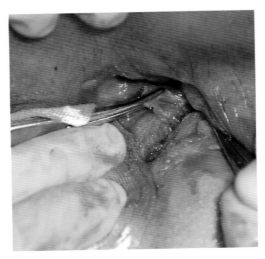

照片图 5-34G　高位肛瘘低位切开，高位乳胶管引流术
切开后可见瘘管壁内坏死组织

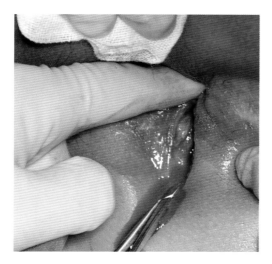

照片图 5-34H　高位肛瘘低位切开，高位乳胶管引流术

以食指引导，使用止血钳探查齿线以上，肛管直肠环后侧高位瘘管并做钝性分离，以明确其位置走行

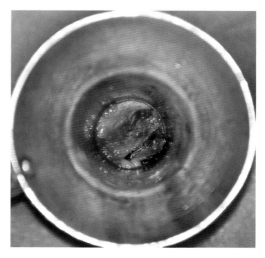

照片图 5-34J　高位肛瘘低位切开，高位乳胶管引流术

齿线以上肛管直肠环部分切开后高位瘘管腔内的坏死组织

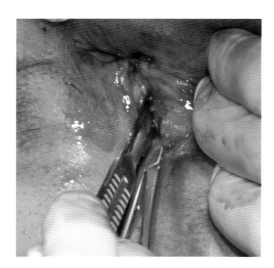

照片图 5-34I　高位肛瘘低位切开，高位乳胶管引流术

沿止血钳将肛管直肠环部分切开，使高位瘘管充分敞开，保证引流通畅

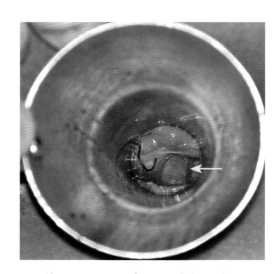

照片图 5-34K　高位肛瘘低位切开，高位乳胶管引流术

将乳胶管沿创口置入未切开瘘管腔

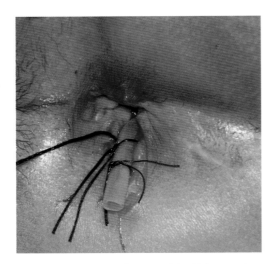

照片图 **5-34L**　高位肛瘘低位切开,高位乳胶管引流术

止血、缝扎固定乳胶管,术毕

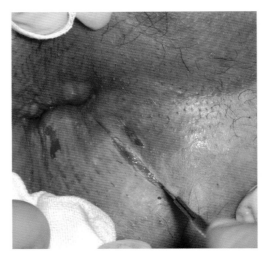

照片图 **5-35B**　高位肛瘘低位切开,高位乳胶管引流术

7 点位做一放射状梭形切口

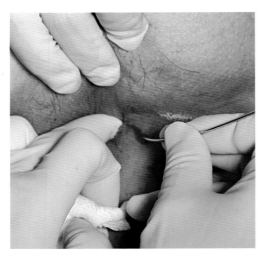

照片图 **5-35A**　高位肛瘘低位切开,高位乳胶管引流术

术前肛缘截石位 7 点可见外口,指诊自外口有索条状组织通向 6 点齿线处,该处及以上肛管直肠环质硬,并有压痛。术中患者取右侧卧位,探查内口位置在齿线 6 点处

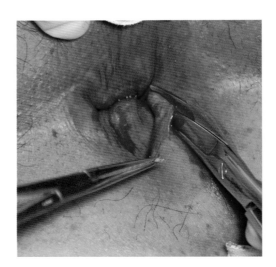

照片图 **5-35C**　高位肛瘘低位切开,高位乳胶管引流术

切除游离皮肤

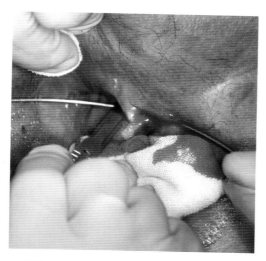

照片图 5-35D 高位肛瘘低位切开，高位乳胶管引流术

将探针自外口引入、内口探出，并沿探针切开瘘管

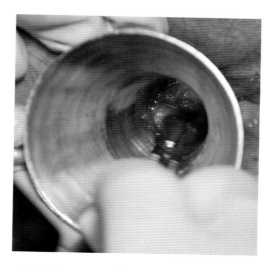

照片图 5-35F 高位肛瘘低位切开，高位乳胶管引流术

肛门镜下沿内口坏死组织继续向上，切开部分肛管直肠环

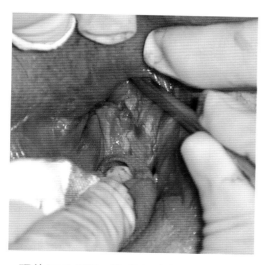

照片图 5-35E 高位肛瘘低位切开，高位乳胶管引流术

瘘管切开后，可见管壁和内口处坏死组织

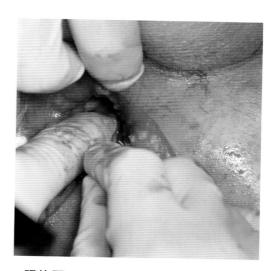

照片图 5-35G 高位肛瘘低位切开，高位乳胶管引流术

切开过程中，反复探查切口深度，避免切开过多，造成肛门失禁

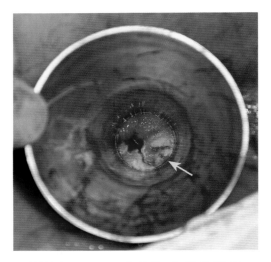

照片图 5-35H 高位肛瘘低位切开，高位乳胶管引流术

切开后,应使高位瘘管充分敞开,以避免术后引流不畅,图中为切开后的部分高位瘘管壁,呈灰白色

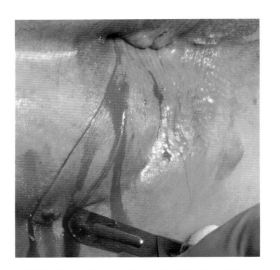

照片图 5-36A 高位肛瘘低位切开，高位乳胶管引流术

术前在截石位 4 点,距肛缘约 7cm 处可见外口,指诊在皮下较深处有索条状组织通向 6 点齿线,且 6 点以上肛管直肠环质硬,有压痛。术中患者取左侧卧位,沿瘘管做梭形切口

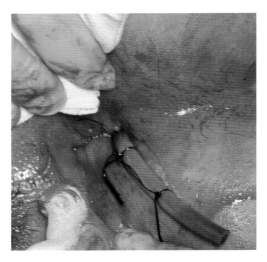

照片图 5-35I 高位肛瘘低位切开，高位乳胶管引流术

乳胶管置入未切开的盲腔内引流,术毕

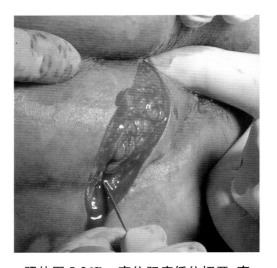

照片图 5-36B 高位肛瘘低位切开，高位乳胶管引流术

切除游离皮肤后,用探针探查瘘管走行和内口

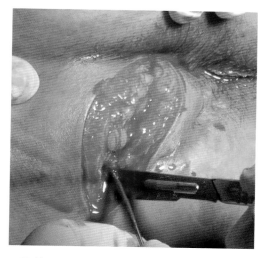

照片图 **5-36C**　高位肛瘘低位切开,
高位乳胶管引流术
沿探针切开

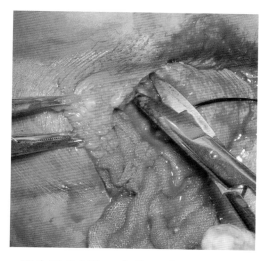

照片图 **5-36D**　高位肛瘘低位切开,
高位乳胶管引流术
沿探针切开后,肛管直肠环后侧仍有
坏死腔,切断部分肛管直肠环,使其引
流通畅

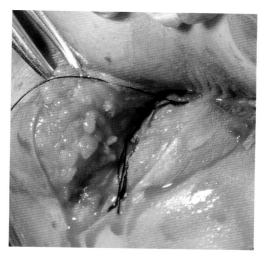

照片图 **5-36E**　高位肛瘘低位切开,高
位乳胶管引流术
瘘管敞开后,见切口较深

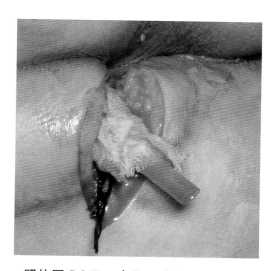

照片图 **5-36F**　高位肛瘘低位切开,高
位乳胶管引流术
以乳胶管引流,术毕

4. 手术要点和注意事项

（1）为保证引流通畅,可部分切断肛管直
肠环。

（2）术后换药时,自乳胶管下端灌入生理盐
水,彻底冲洗,使脱落坏死组织排出。经反复多日冲
洗,流出的冲洗液清亮无杂质时,说明脓腔内坏死物
已完全脱落,可拔管以油纱条引流。

（3）如无低位瘘管存在,切开时可直接切到内
口位置。

（4）无论低位瘘管是否存在,齿线以下都须充

分敞开,以保证引流通畅。

（三）半马蹄形肛瘘弧形切开根治术

1. 适应证　半马蹄形肛瘘。

2. 操作方法　取侧卧位,常规消毒铺巾,局麻、
松弛肛门。①确定内口、外口位置和瘘管走行。
②沿走行切开瘘管上方皮肤,并自外口或瘘管远端
沿坏死组织将弯曲部分瘘管切开,直至肛缘处。
③以探针自切开瘘管探入,并自内口引出,沿探针将
剩余部分瘘管切开,使瘘管完全敞开,探针不能自内
口引出时可沿坏死灶直接切开。④修剪创缘和内

口,清除坏死组织和较重的瘢痕,保证引流通畅。⑤止血、凡士林纱条引流、包扎固定,术毕。

3. 术后处理　术后当日少量进食,次日起正常饮食。常规使用抗菌药物 3～5 天控制感染。术后24～48 小时可排便,便后换药。

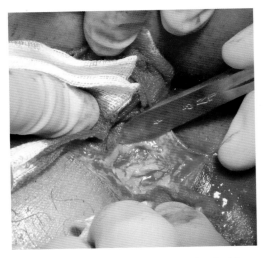

照片图 5-37C　半马蹄形肛瘘弧形切开根治术

在瘘管远端向深层组织切开,可见瘘管坏死组织

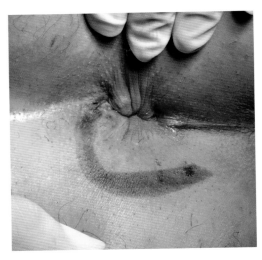

照片图 5-37A　半马蹄形肛瘘弧形切开根治术

术中麻醉后,以指诊探知瘘管走行,并用美蓝标记

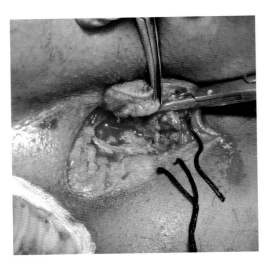

照片图 5-37D　半马蹄形肛瘘弧形切开根治术

沿坏死组织将瘘管完全敞开,直至齿线处内口

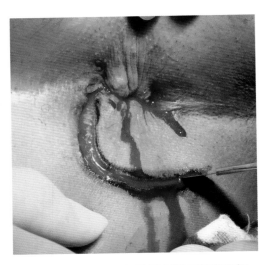

照片图 5-37B　半马蹄形肛瘘弧形切开根治术

沿标记切开瘘管上方皮肤

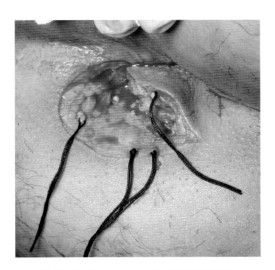

照片图 5-37E 半马蹄形肛瘘弧形切开根治术

结扎止血,术毕

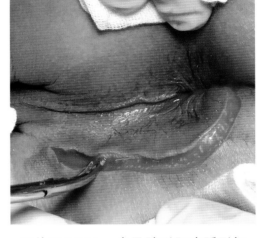

照片图 5-38A 半马蹄形肛瘘弧形切开根治术

探知瘘管走行后切开其上方皮肤

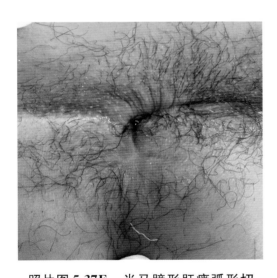

照片图 5-37F 半马蹄形肛瘘弧形切开根治术

术后 45 天随访,创面已完全闭合,肛门功能未受影响

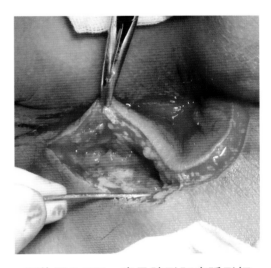

照片图 5-38B 半马蹄形肛瘘弧形切开根治术

自瘘管远端起沿坏死组织将其切开

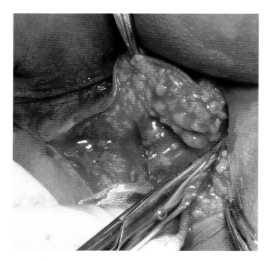

照片图 5-38C　半马蹄形肛瘘弧形切开根治术

切开后的瘘管壁清晰可见

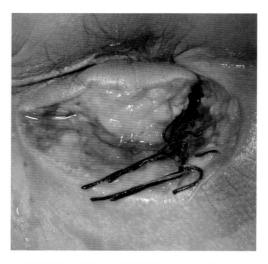

照片图 5-38E　半马蹄形肛瘘弧形切开根治术

最后结扎止血,术毕

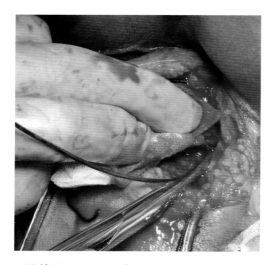

照片图 5-38D　半马蹄形肛瘘弧形切开根治术

将探针自切开处探入,并沿探针将剩余瘘管和内口切开

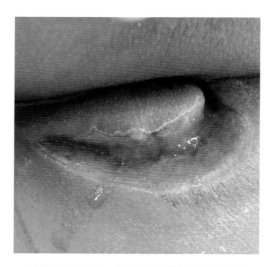

照片图 5-38F　半马蹄形肛瘘弧形切开根治术

术后 18 天随访,创口明显缩小变浅,肉芽组织生长良好

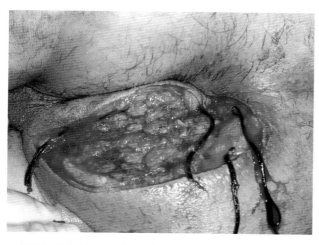

照片图 5-39A 半马蹄形肛瘘弧形切开根治术
对于高位半马蹄形肛瘘,亦可采用弧形切口

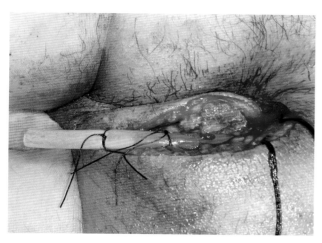

照片图 5-39B 半马蹄形肛瘘弧形切开根治术
需置入乳胶管引流(详见高位肛瘘手术方法)

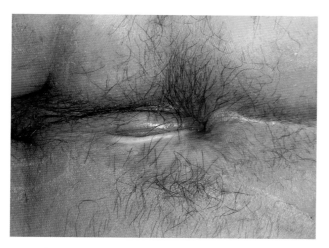

照片图 5-39C 半马蹄形肛瘘弧形切开根治术
该病患术后 25 天随访,创口已基本愈合

4. 手术要点和注意事项

(1)部分半马蹄形肛瘘无外口,术前需明确瘘管走行。

(2)切开瘘管时无需切除皮肤,以免损伤过多致愈合时瘢痕挛缩牵拉肛门。

(3)术中不能强行探查内口,防止形成假灶,可沿坏死灶直接切开。

(四)肛瘘主灶切开、对口引流术

1. 适应证 有明确支管的复杂肛瘘、马蹄形肛瘘和其他走行弯曲的肛瘘。

2. 操作方法 取侧卧位,常规消毒铺巾,行局麻或骶麻。①确定内口、外口位置和瘘管走行。②沿主瘘管或弯曲瘘管的近内口部分做一以肛门为中心的放射状梭形切口(内口在截石位 6 点时,切口位置选取 5 点或 7 点位),切除游离皮肤。③以探针自外口探入瘘管,并自内口引出。无外口时可将瘘管部分切开造成外口后探入。沿探针切开内口至外口间的皮下组织、肌肉、瘘管壁等组织,将梭形切口范围内的主瘘管部分完全敞开(主灶切开)。④在支管外口或弯曲瘘管外口处做放射状梭形切口,切除游离皮肤后将外口适当扩大,使之与主灶切口贯通(对口引流)。用止血钳将主灶和对口间的管道钝性扩创,使其通畅。⑤修剪创缘,清除内口周围坏死组织,切除病灶内较重的瘢痕。止血、凡士林纱条或乳胶管贯穿主灶和内口引流,包扎固定,术毕。

3. 术后处理 术后当日少量进食,次日起正常饮食。常规使用抗菌药物 3~5 天控制感染。术后 24~48 小时可排便,便后换药。

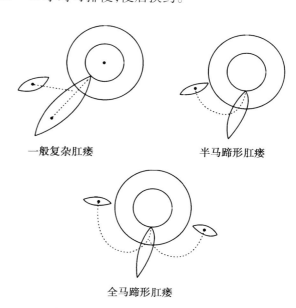

一般复杂肛瘘　　　　　　半马蹄形肛瘘

全马蹄形肛瘘

示意图 5-11 复杂肛瘘主灶切开对口引流术

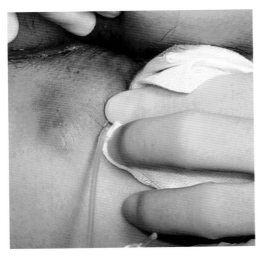

照片图 5-40A 复杂肛瘘主灶切开对口引流术

术前,将双氧水自开放的外口注入瘘管,以明确内口位置。图中截石位 10 点的隆起为未破溃支管盲端

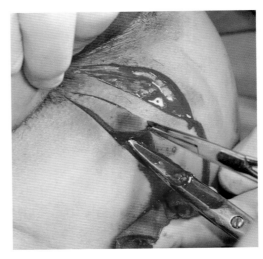

照片图 5-40C 复杂肛瘘主灶切开对口引流术

以支管盲端为中心,做放射状梭形切口并剪除游离皮肤

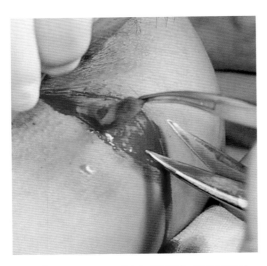

照片图 5-40B 复杂肛瘘主灶切开对口引流术

术中,沿主瘘管做梭形切口并切除游离皮肤

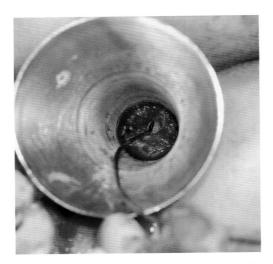

照片图 5-40D 复杂肛瘘主灶切开对口引流术

主灶切开后,镜下见内口上方仍有瘘管延伸

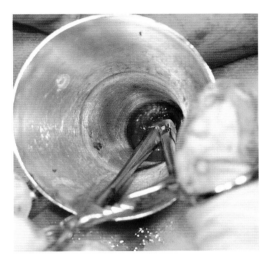

照片图 5-40E　复杂肛瘘主灶切开对口引流术

钝性分离高位瘘管

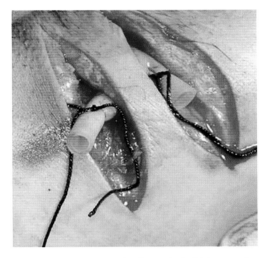

照片图 5-40G　复杂肛瘘主灶切开对口引流术

使支管切口与主灶切口贯通,乳胶管引流(对口引流),术毕

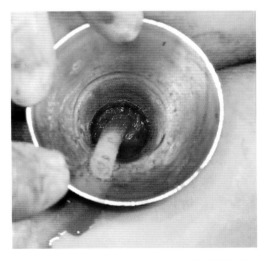

照片图 5-40F　复杂肛瘘主灶切开对口引流术

乳胶管引流

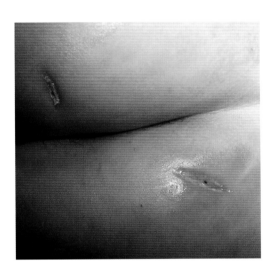

照片图 5-41A　马蹄形肛瘘主灶切开对口引流术

该例病患既往曾行马蹄形肛周脓肿切开引流术,图中截石位 3、7 点为创口瘢痕和形成肛瘘后外口位置。指诊检查,自两外口分别有索条环绕肛门通向 6 点齿线,并在该处有明显凹陷和压痛

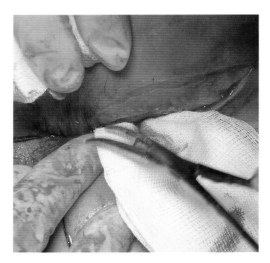

照片图 5-41B　马蹄形肛瘘主灶切开对口引流术

术中,在 5 点位做梭形切口并切除游离皮肤,创口近肛门端可见部分瘘管壁坏死组织,将探针自该处引入,可从齿线 6 点内口引出,沿探针将管壁一次切开

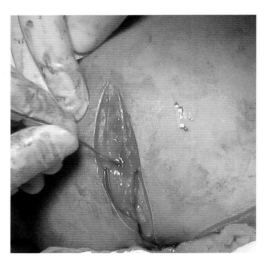

照片图 5-41D　马蹄形肛瘘主灶切开对口引流术

切除游离皮肤后,用探针探查瘘管,可从 5 点创口处引出

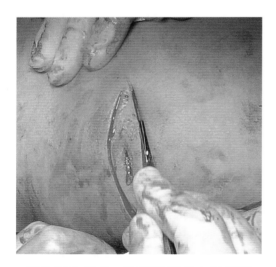

照片图 5-41C　马蹄形肛瘘主灶切开对口引流术

在 3 点外口处做放射状梭形切口

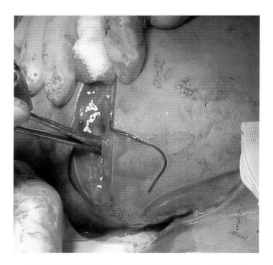

照片图 5-41E　马蹄形肛瘘主灶切开对口引流术

用止血钳将 3～5 点瘘管钝性扩创,使其引流通畅

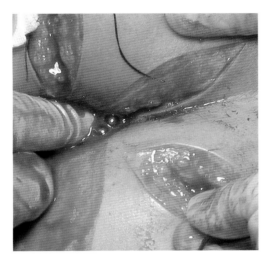

照片图 5-41F 马蹄形肛瘘主灶切开对口引流术

在 5 点外口处做放射状梭形切口,并探查瘘管,探针可自切开内口处引出

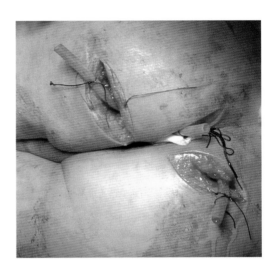

照片图 5-41H 马蹄形肛瘘主灶切开对口引流术

置入乳胶管引流,术毕

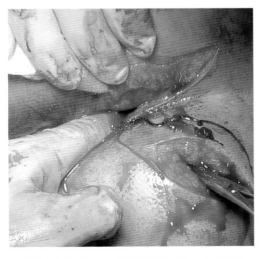

照片图 5-41G 马蹄形肛瘘主灶切开对口引流术

食指引导下扩创

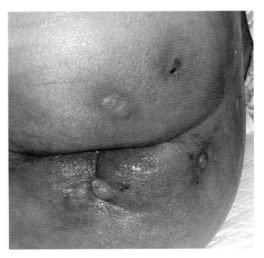

照片图 5-42A 主灶切开对口引流法切口示例

马蹄形肛瘘,已明确内口位于截石位 6 点齿线处,图中左下方和右上方两外口分别直接与内口相通,左下外口又通过支瘘管连接右下方外口。左上方可疑外口

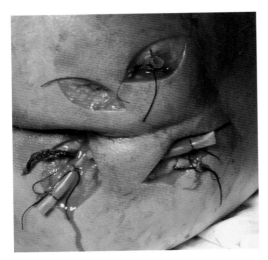

照片图 5-42B　主灶切开对口引流法切口示例

将左下外口和瘘管作为主灶切开,再在另外 3 处外口做梭形切口,明确左上为局部疖肿,将另外两切口扩创,分别与内口和主灶贯通,置入乳胶管,使引流通畅

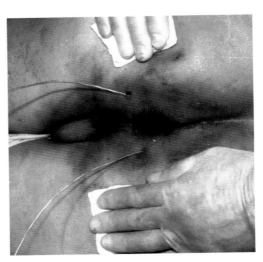

照片图 5-43A　主灶切开对口引流法切口示例

马蹄形肛瘘,两外口于肛门两侧对称分布,明确内口位于齿线 6 点处

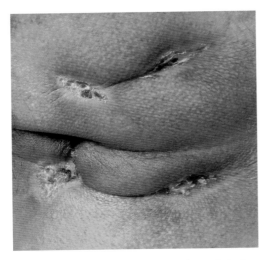

照片图 5-42C　主灶切开对口引流法切口示例

　　术后 28 天复查,创口恢复良好

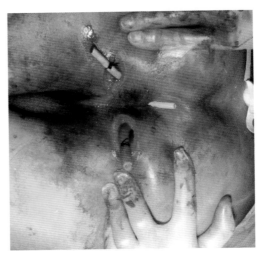

照片图 5-43B　主灶切开对口引流法切口示例

在 7 点位做梭形切口切开 6 点主灶,两外口扩创并置入乳胶管引流

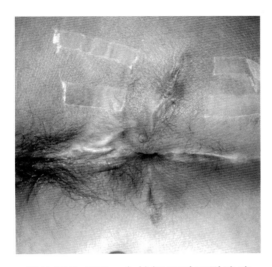

照片图 5-43C 主灶切开对口引流法切口示例
术后 15 天复查,创口恢复良好,肛门不变形

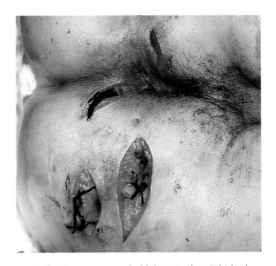

照片图 5-44B 主灶切开对口引流法切口示例
在 5 点位做梭形切口切开主灶,并在 3 外口处分别扩创,置入乳胶管引流

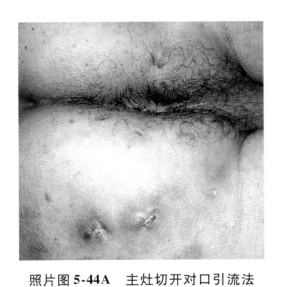

照片图 5-44A 主灶切开对口引流法切口示例
3 外口分布在肛周两侧,内口已确定位于后截石位 6 点齿线处

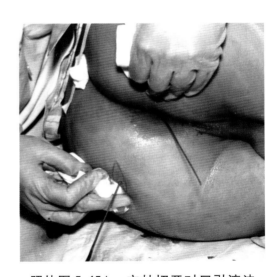

照片图 5-45A 主灶切开对口引流法切口示例
外口在截石位 3 点位距肛缘 10cm 处,内口在齿线处 6 点位

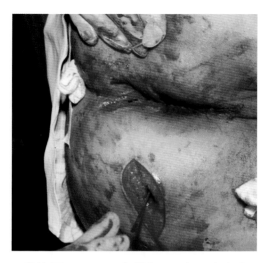

照片图 5-45B　主灶切开对口引流法切口示例
5 点位做梭形切口切开主灶,外口处扩创引流

4. 手术要点和注意事项

（1）术前和术中要对瘘管的走行及内口位置关系做出正确判断。

（2）内口定位要准确,半马蹄或全马蹄形肛瘘内口在截石位 6 点,其他肛瘘内口多与主管外口相同点位。

（3）处理内口时要彻底,不残留坏死组织。

（4）切口间的皮桥较窄时,换药时可直接冲洗,用凡士林纱条贯穿切口引流,如皮桥较宽,可在皮桥中间瘘管上方位再做一切口。或术中在皮桥下置入带侧孔的乳胶管,每日换药时冲洗,待冲洗液清亮无坏死物后,撤管换凡士林纱条引流。

第六章 肛门乳头状瘤

【概述】

肛门乳头状瘤简称肛乳头瘤,是肛乳头因炎症刺激而变大、变硬所形成的良性赘生物,极少癌变。因其起病隐匿,不引起明显症状,故常被忽略。随着瘤体逐渐增大,便时会时常脱出肛门,并引起瘙痒、出血等不适。

【病因病理】

(一) 中医学病因病机

或因饮食不节,过食肥甘厚味、辛辣醇酒致湿热内生,下注肛肠而成;或因肛管损伤,感受湿热毒邪,致经络阻塞不通、气血瘀滞而成;或因脾气亏虚,湿邪内生,挟热下注,郁久积聚而成。

(二) 病因和病理

现代医学认为肛乳头瘤主要因局部慢性炎症刺激引起。引起炎症的因素包括大便次数增多、腹泻、长期便秘等,这些因素既可直接刺激肛乳头增生,又可引起肛窦炎,通过肛窦的炎症向周围浸润而间接影响肛乳头。除炎症外,肛门瘢痕性狭窄、肛裂等引起的血流、淋巴循环不畅,亦可引起肛乳头的肥大增生。肛乳头瘤通常表面光滑,可有角化、分叶,覆盖淡红色或白色皮肤,内有纤维组织并伴有炎症。

【分期和诊断】

肛乳头瘤可分为急性期和慢性期。急性期即炎症较重或急性发作阶段,慢性期即炎症较轻或消退阶段。本病在临床上易于诊断,并多按瘤体大小加以区分。瘤体较小呈三角形者又称为肛乳头增生或肥大,单发或多发,在慢性期无明显症状,急性期表现为肛管灼热、肛门坠胀,伴脓性分泌物,指诊在齿线处可及一个或多个稍硬的小凸起,有压痛,镜下见肛乳头红肿。较大的肛乳头瘤一般单发,在慢性期亦无明显症状,少部分有异物感,便后脱出者偶有短时间的微痛或不适,表面粗糙角化。急性期主要表现为瘤体红肿灼痛,排便刺激后加重。

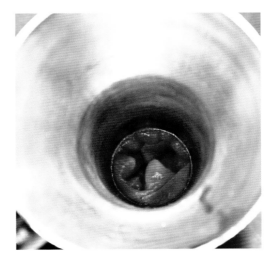

照片图 6-1 急性期肛乳头增生
肛门镜下见三角形肛乳头增生,颜色红,略肿,指诊时有明显压痛

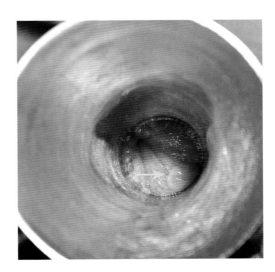

照片图 6-2 慢性期肛乳头增生
患者右侧卧位,肛门镜下可见截石位7、8点两增生肛乳头,呈三角形,无红肿,颜色淡红,指诊时无压痛

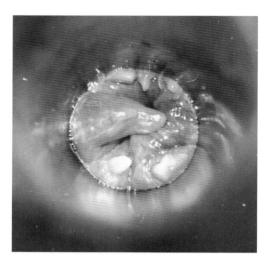

照片图 6-3　慢性期肛乳头增生
肛门镜下可见数个增生肛乳头,颜色淡红,指诊较硬,无压痛

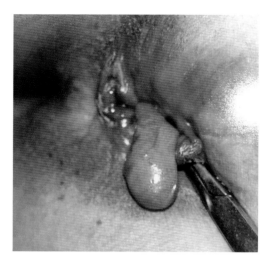

照片图 6-5　急性期肛乳头瘤
乳头瘤体因炎症刺激而水肿,表面光泽,暗红色,有触痛

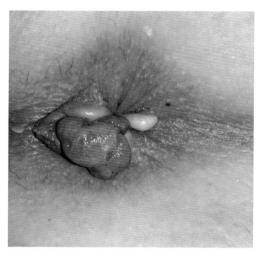

照片图 6-4　急性期肛乳头瘤
便后瘤体脱出,形状不规则,因炎症刺激而呈鲜红色,表面部分糜烂,指诊质韧并有明显压痛

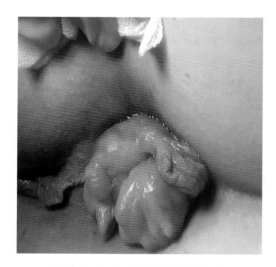

照片图 6-6　急性期肛乳头瘤
瘤体形状不规则有分叶,呈鲜红色,无糜烂出血,指诊质韧并有压痛

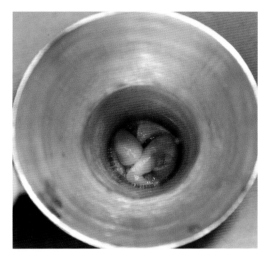

照片图 6-7　慢性期肛乳头瘤
瘤体不脱出肛外,肛镜下可见,多发,
呈灰白色,质地较硬,无明显症状

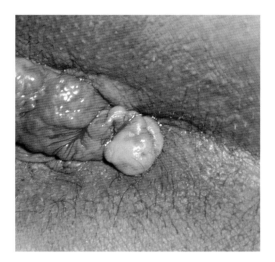

照片图 6-9　慢性期肛乳头瘤
麻醉后瘤体随痔核脱出,颜色灰白无
分叶,质略硬,无压痛

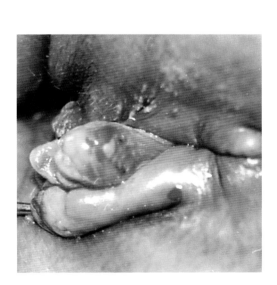

照片图 6-8　慢性期肛乳头瘤
瘤体随外痔翻出,表面渗血

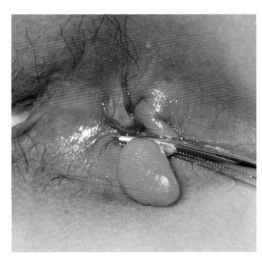

照片图 6-10　慢性期肛乳头瘤
麻醉后乳头状瘤脱出,形状规则无分叶

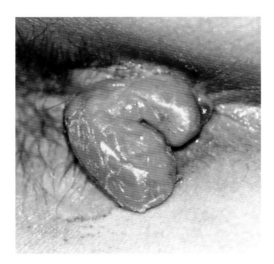

照片图 6-11 慢性期肛乳头瘤
瘤体长期脱出不能还纳,表面因暴露摩擦刺激而纤维化

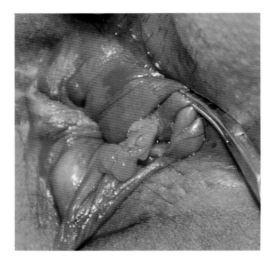

照片图 6-13 慢性期肛乳头瘤
麻醉后瘤体随痔脱出,形状不规则有分叶,指诊质软无压痛

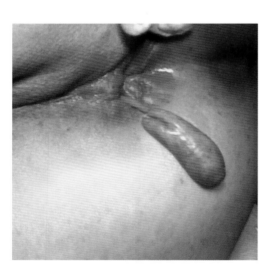

照片图 6-12 慢性期肛乳头瘤
瘤体长期脱出,手托不能还纳,蒂长无分叶,颜色灰白,因纤维化而质硬,无压痛

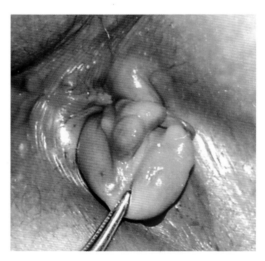

照片图 6-14 慢性期肛乳头瘤
瘤体形状不规则有分叶,质略硬

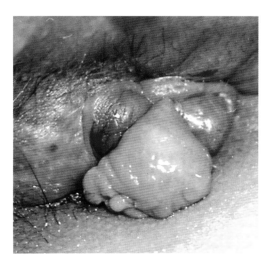

照片图 6-15　慢性期肛乳头瘤
瘤体大而蒂较细,有小分叶

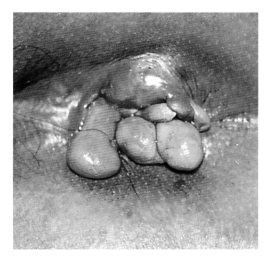

照片图 6-17　慢性期肛乳头瘤
三叶状,颜色灰白

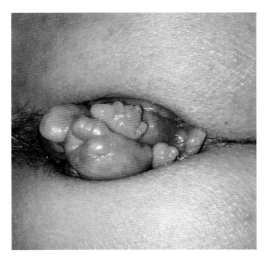

照片图 6-16　慢性期肛乳头瘤
与痔核一起脱出,有分叶

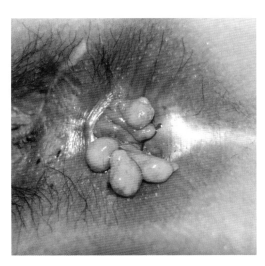

照片图 6-18　慢性期肛乳头瘤
分两大叶,每个大叶又分 2 ~ 3 个小
叶,颜色灰白

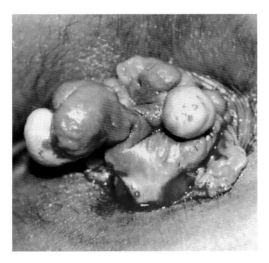

照片图 6-19　慢性期肛乳头瘤
较多的肛乳头瘤脱出,形状各异,可见
其与肛管皮肤相连

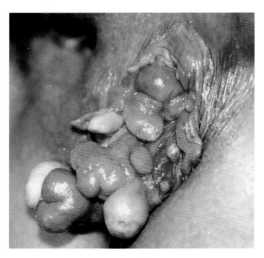

照片图 6-20　慢性期肛乳头瘤
麻醉后瘤体脱出,分叶多,如"葡萄串"
状,临床少见

【治疗】

无论急性期还是慢性期,手术都是根治肛乳头瘤的最好办法。较小的肛乳头增生可以直接切除,较大的则需结扎切除。

肛乳头瘤切除术

1. 适应证　各种肛乳头瘤。

2. 操作方法　取侧卧位,常规消毒铺巾,局麻松弛肛门。暴露需切除的乳头瘤,用止血钳钳夹其基底部,在止血钳下方将基底部部分切开,并在切开处结扎,切除并保留 0.5cm 残端,止血、包扎固定,术毕。如乳头瘤位于痔核上,可在切除结扎痔核时

一并切除。对于肛乳头增生,可在肛门镜下用止血钳逐个钳夹,钳夹后再剪除即可。

3. 术后处理　术后当日少量进食,次日起正常饮食。术后 24~48 小时可排便,便后换药。

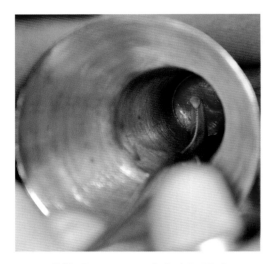

照片图 6-21　肛乳头瘤切除术
瘤体较小的增生,可钳夹后直接剪除

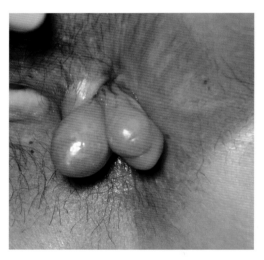

照片图 6-22A　肛乳头瘤切除术
该例病患瘤体较大并且分叶,表面光滑,便时脱出肛外,需手托还纳

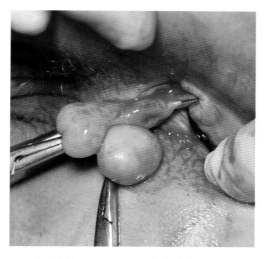

照片图 6-22B 肛乳头瘤切除术
术中,麻醉后提起瘤体,用止血钳钳夹基底部

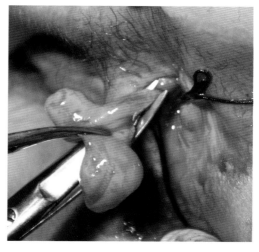

照片图 6-22E 肛乳头瘤切除术
剪除残端

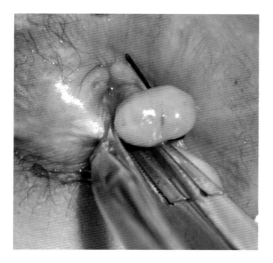

照片图 6-22C 肛乳头瘤切除术
在止血钳下方将基底部部分切开

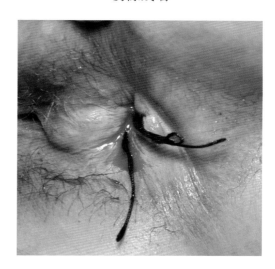

照片图 6-22F 肛乳头瘤切除术
结扎止血,术毕

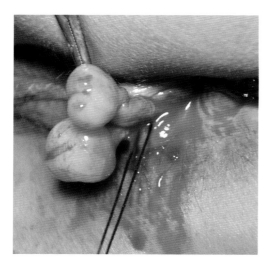

照片图 6-22D 肛乳头瘤切除术
在切开处结扎后松开止血钳

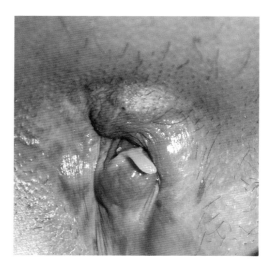

照片图 6-23A 肛乳头瘤切除术
瘤体生长在痔核上

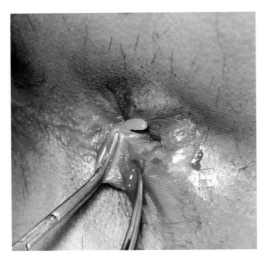

照片图 6-23B　肛乳头瘤切除术
术中,连同痔一起剥离

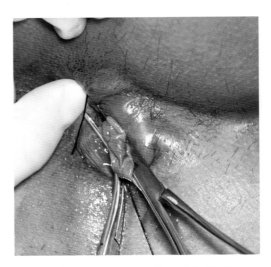

照片图 6-23C　肛乳头瘤切除术
一并结扎并剪除

4. 手术要点与注意事项

（1）在止血钳下的基底做一小切口,以及保留残端0.5cm,可防止结扎线脱落出血。

（2）当基底部较宽时,单纯结扎后结扎线易脱落,需采用8字缝扎。

（3）对于病程较长、体积较大、基底部质地变硬的乳头瘤,要注意排除癌变可能。

第七章　直　肠　脱　垂

【概述】

直肠脱垂是指肛管、直肠黏膜、直肠全层，甚至乙状结肠部分向下移位而脱出肛门外的一种疾病。我国是世界上最早对本病进行记述的国家，首见于《五十二病方》，称其为"人州出"。隋《诸病源候论·痢病诸候》将其命名为"脱肛"，谓"脱肛者，肛门脱出也"。本病各年龄均可发病，随发病时间增长而逐渐加重，不可自愈，需积极治疗。

【病因病理】

（一）中医学病因病机

主要有虚实两端，虚证多见于先天素体虚弱、后天劳力费神、久病不愈等导致的中气不足、气虚下陷、关门失守，最终肠滑不收，形成本病；实证多责之于饮食不节，如恣食辛辣、肥甘厚味、饮酒无度等，皆可积湿酿热，湿热下坠，并发为脱肛。

（二）病因和病理

1. 直肠脱垂发病机制的学说目前主要有两种。

一是滑动性疝学说，认为直肠脱垂的发生发展实际是疝的发生过程，起初是直肠膀胱凹陷或直肠子宫凹陷在直肠前壁向下形成疝，当腹压增大时直肠前壁随这个凹陷的加深向下滑动，最后脱到肛门外。

另一种是肠套叠学说，认为直肠脱垂是由直肠、乙状结肠相连接处出现肠套叠而引起，套叠反复发生，直肠部分被推压逐渐向下移位，乙状结肠部分亦被牵拉下移，最终脱出肛门形成本病。

基于包括以上两种发病机制在内的众多学说，对直肠脱垂的病因可主要概括为以下几点：

（1）小儿时期身体发育不成熟，脊椎骶曲未形成，不能有效支撑直肠，盆腔内的肌肉等支持组织发育不全，对直肠的牵拉力量不足等因素，导致腹压增高时，较成人更易形成脱出，这是小儿直肠脱垂的主要的原因。

（2）久病体弱、年老体衰、妇女多次分娩等导致盆腔肌肉或直肠周围支持组织松弛无力，不能维持直肠的正常位置。

（3）长期腹泻、便秘、慢性咳嗽、哮喘等疾病可持续性增加腹压，推压直肠下移。

（4）较大的痔核、肛乳头瘤、息肉等反复脱出肛门外，将直肠黏膜长期向下牵拉，引起黏膜松弛脱出。

（5）神经或肛管直肠环损伤，导致肛门括约肌松弛，使其托举力量减小，易引起脱垂。

2. 主要病理变化

（1）直肠黏膜脱垂：直肠黏膜层与肌层之间的组织发生分离、断裂，对黏膜的固摄作用消失，黏膜松弛、下移，甚至脱出肛门，如经常暴露在体外，受摩擦、挤压等刺激会出现循环障碍及炎症，并导致水肿、糜烂、黏膜增厚等病理改变。

（2）直肠全层脱垂：直肠周围的支持组织和肌肉松弛，固定提升功能减弱，使直肠与其分离下移，而出现全层脱垂，重者牵拉部分乙状结肠脱出肛门。除出现与黏膜脱出相同的病理改变外，脱出时间较长未能回纳者，还可发生肠壁坏死。

长期反复的直肠脱垂，可使肛门长期受到扩张而松弛无力，发生肛门松弛，而肛门松弛又进一步加重脱垂，形成脱垂-肛门松弛-加重脱垂的恶性循环。

【诊断和分类】

（一）内脱垂

指直肠腔内肌层与黏膜分离，导致黏膜松弛，堆积肠腔但未脱出肛外者，是直肠脱垂的最初阶段，多由便秘久蹲引起。

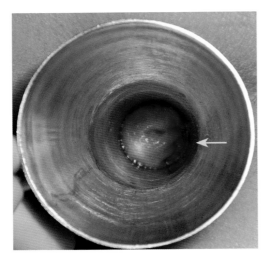

照片图 7-1 直肠黏膜松弛
肛门镜下见部分直肠黏膜松弛

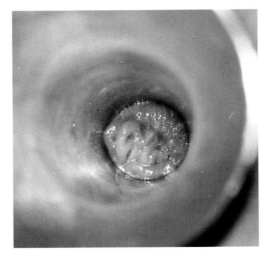

照片图 7-2 直肠黏膜内脱垂
直肠黏膜松弛褶皱,堆积在肠腔内

（二）外脱垂

临床上直肠脱垂多指外脱垂,用力或排便下蹲时脱出肛外。其分期、分型方法众多,编者认为1975 年衡水全国学术会议所制定的诊断和分类标准在临床上较为实用,介绍如下:

1. Ⅰ度脱垂 多见于排便或努挣时,直肠黏膜脱出,色淡红,长度小于 4cm,质软,不出血,便后能自行回纳,肛门功能良好者,为不完全性脱垂。

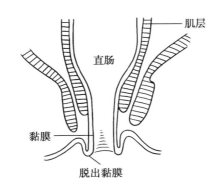

示意图 7-1 Ⅰ度直肠脱垂

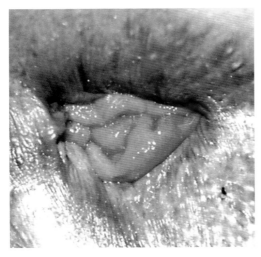

照片图 7-3 Ⅰ度直肠脱垂
直肠黏膜暴露于肛外,用力后可回缩

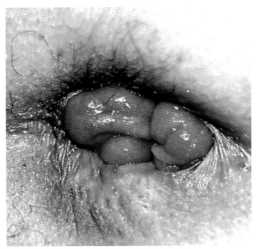

照片图 7-4 Ⅰ度直肠脱垂
麻醉后肛门松弛,直肠黏膜脱出

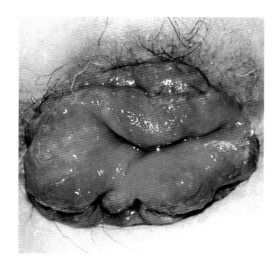

照片图 7-5　Ⅰ度直肠脱垂
直肠黏膜环状脱出

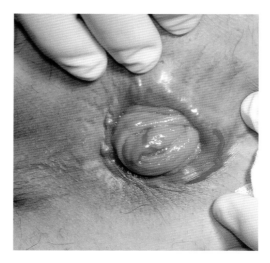

照片图 7-6　Ⅰ度直肠脱垂
术中麻醉后肛门向外用力,直肠黏膜脱出 1～2cm

2. Ⅱ度直肠脱垂　排便或腹压增加时。直肠全层脱出,色红,长度在 4～8cm,圆锥形,质软,表面为

环状有层次的黏膜皱襞。便后需手法复位,肛门括约功能下降,为完全性脱垂。

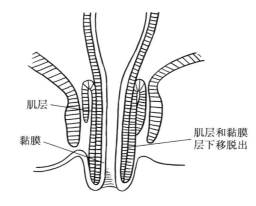

示意图 7-2　Ⅱ度直肠脱垂

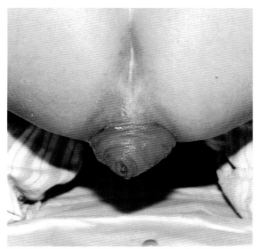

照片图 7-7　Ⅱ度直肠脱垂
下蹲后脱出肛外约 4cm,属较轻的Ⅱ度直肠脱垂

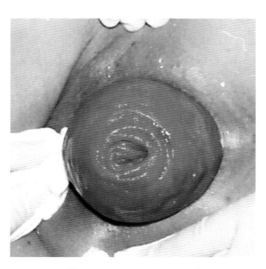

照片图 7-8　Ⅱ度直肠脱垂
直肠全层脱出,直径约 7cm

145

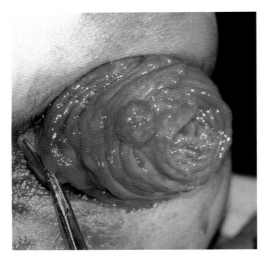

照片图 7-9　Ⅱ度直肠脱垂

直肠全层脱出,因反复暴露,黏膜质脆易
出血。黏膜上肿物为腺瘤

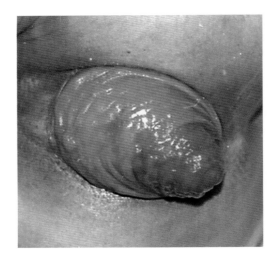

照片图 7-10　Ⅱ度直肠脱垂

脱出后呈圆锥状

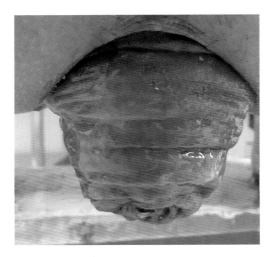

照片图 7-11　Ⅱ度直肠脱垂

脱出后呈圆锥形,可见黏膜皱襞

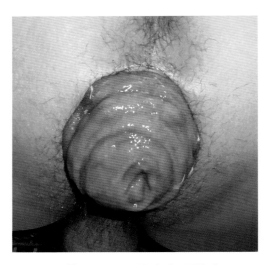

照片图 7-12　Ⅱ度直肠脱垂

顶端可见肠腔

　　3.Ⅲ度直肠脱垂　排便或增加腹压时,直肠全层或部分乙状结肠脱出,长度大于 8cm,圆柱形,表面有较浅的环状皱襞,触之很厚,需手法复位,肛门松弛,括约功能明显下降,为重度脱垂。

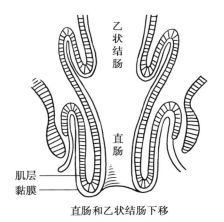

乙状结肠

直肠

肌层
黏膜

直肠和乙状结肠下移

示意图 7-3　Ⅲ度直肠脱垂示意图

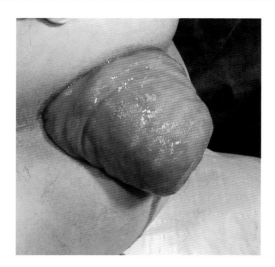

照片图 7-13 Ⅲ度直肠脱垂

直肠和部分乙状结肠脱出,黏膜皱襞较浅

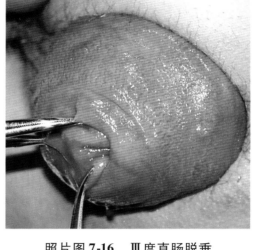

照片图 7-16 Ⅲ度直肠脱垂

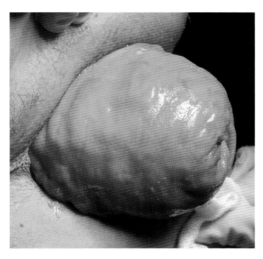

照片图 7-14 Ⅲ度直肠脱垂

黏膜皱襞较浅,长约 8cm,直径 6~8cm

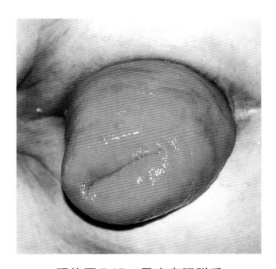

照片图 7-17 Ⅲ度直肠脱垂

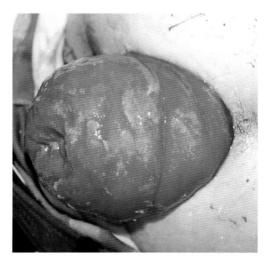

照片图 7-15 Ⅲ度直肠脱垂

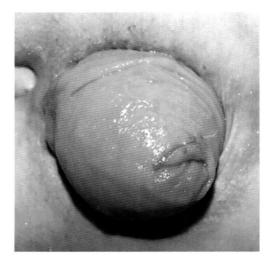

照片图 7-18 Ⅲ度直肠脱垂

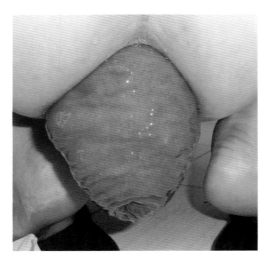

照片图 7-19　Ⅲ度直肠脱垂
脱出长度约15cm,黏膜皱襞浅

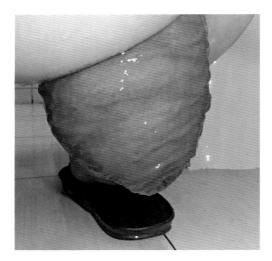

照片图 7-20　Ⅲ度直肠脱垂
脱出侧面,上半部分呈圆柱形

【治疗】

直肠脱垂的治疗方法众多,主要包括保守治疗、注射治疗和手术治疗等。安氏疗法治疗本病,采用的是芍倍注射液黏膜下注射结合黏膜结扎固定法,治疗效果肯定,此法是安氏疗法的重要组成部分,也是安氏"收敛化瘀"理论的实际体现。本节将对该法进行具体介绍。

（一）芍倍注射液黏膜下注射术

1. 适应证　直肠内脱垂。

2. 1:1浓度芍倍注射液(1单位芍倍注射液加1单位0.5%利多卡因)。

3. 操作方法　取侧卧位,常规消毒铺巾,局麻松弛肛门。①肛门镜下暴露松弛隆起的黏膜,

在隆起明显处进针,遇抵抗感后退针给药,每个注射点黏膜下注射药物1~2ml,以黏膜饱满为度。②视野内注射完毕后,退镜继续注射,直至齿线以上。根据黏膜松弛程度,可酌情调整注射点位数量和药量。③在肛镜下检查有无遗漏注射点,如有遗漏可补充注射。④压迫针孔出血点,术毕。

4. 术后处理　术后当日予半流食,次日起正常饮食。常规应用抗菌药物3~5天预防感染。术后24小时可排便。

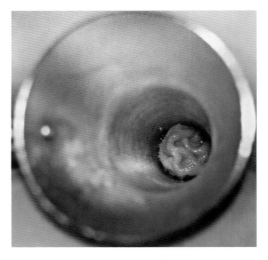

照片图 7-21A　直肠黏膜内脱垂注射术
注射前,黏膜松弛堆积在肠腔内

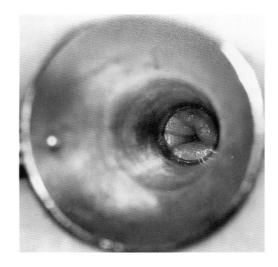

照片图 7-21B　直肠黏膜内脱垂注射术
注射后,松弛黏膜消失,肠腔显露

5. 操作要点和注意事项

（1）肛门镜下要充分暴露松弛隆起的黏膜,选

择隆起明显处注射。

（2）进针遇抵抗感后退针给药，每点注射完毕后以光亮饱满为佳，呈淡粉色。可随着肛门镜退出，沿其顶端环状逐层向下均匀注射，勿集中于一点。

（3）注意注射点位应均匀分布，不能过于集中，勿过深注射入肌层或过浅注射入黏膜内。女性前侧直肠阴道壁较薄，男性有前列腺存在，注射时注意防止刺穿或刺伤。

（4）凡肝肾功能严重异常、放化疗后、凝血功能障碍或伴其他严重内科疾病者，为避免局部刺激和出血不止，禁止注射，可使用芍倍注射液原液保留灌肠。

（二）芍倍注射液黏膜下注射术加近心端黏膜结扎固定术

1. 适应证　Ⅰ度和较小的Ⅱ度直肠脱垂。

2. 使用药物　芍倍注射液原液。

3. 操作方法　取侧卧位，常规消毒铺巾，局麻松弛肛门。①嘱患者屏气用力，肛门努挣，使脱垂部分充分暴露在肛外。体弱者侧卧位不能完全暴露脱垂时，可将干纱布置入肠腔与患者共同向外用力协助其脱出。②在近心端（肛门远端）同一层面上，用弯头止血钳钳夹截石位3、7、11点的黏膜，并用丝线结扎固定，以作为注射标记。如脱垂较长，可以近心端结扎点为基础，在其上方选择不同层面再做一至两圈环状结扎，所选层面之间和结扎点之间均保持1～1.5cm间距。③小角度或平行进针，分别向未翻出的肠腔黏膜下层和暴露在肛外的结扎点间黏膜下层均匀注射芍倍原液，使其饱满。④注射完毕后，将脱垂部分全部手托还纳肛内。肛门松弛者，结扎齿线以上黏膜紧缩肛管。⑤在齿线上区未注射的位置补充注射，以防遗漏。⑥乳胶管引流，包扎固定。

4. 术后处理　术后当日禁食，次日起少量进半流食。常规静脉补液，并使用抗菌药物5～7天预防感染。术后48小时排便。便后正常饮食，并每日以生理盐水清洁灌肠。

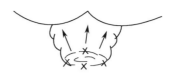

↑注射方向　×结扎位置

示意图7-4　黏膜下注射加近心端结扎
注射和结扎位置

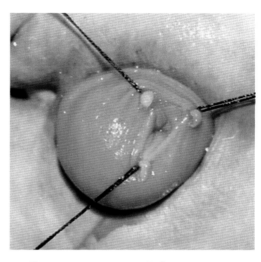

照片图7-22　近心端黏膜结扎固定示例
选取近心端截石位3、7、11点黏膜结扎

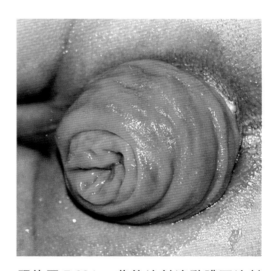

照片图7-23A　芍倍注射液黏膜下注射术，加近心端黏膜结扎固定术
麻醉松弛肛门后嘱患者用力，使脱垂部分暴露

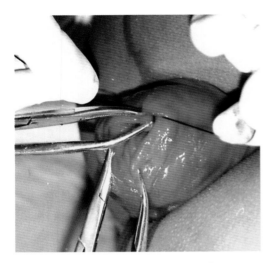

照片图 7-23B 芍倍注射液黏膜下注射术,加近心端黏膜结扎固定术

止血钳钳夹脱垂顶端截石位 3、7、11 点的黏膜,丝线结扎

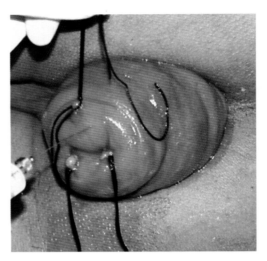

照片图 7-23D 芍倍注射液黏膜下注射术,加近心端黏膜结扎固定术

向未翻出的肠腔黏膜下层注射芍倍原液

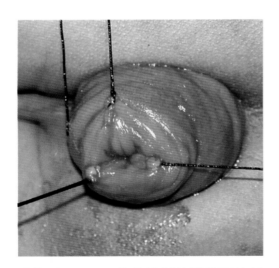

照片图 7-23C 芍倍注射液黏膜下注射术,加近心端黏膜结扎固定术

分别结扎固定 3、7、11 点黏膜

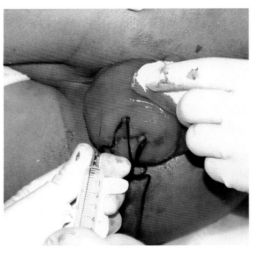

照片图 7-23E 芍倍注射液黏膜下注射术,加近心端黏膜结扎固定术

向暴露的黏膜下层注射芍倍原液

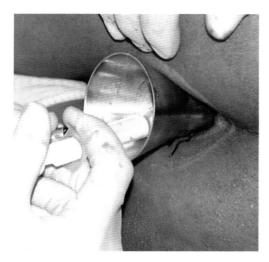

照片图 7-23F 芍倍注射液黏膜下注射术，加近心端黏膜结扎固定术
注射完毕后将脱垂部分推回肛内，在肛门镜下补充注射

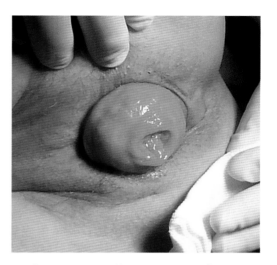

照片图 7-24A 芍倍注射液黏膜下注射术，加近心端黏膜结扎固定术
术中麻醉后，嘱患者用力，使脱垂部分充分暴露

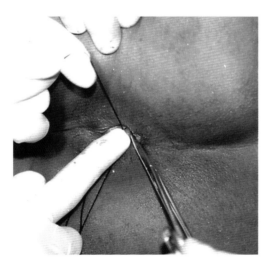

照片图 7-23G 芍倍注射液黏膜下注射术，加近心端黏膜结扎固定术
结扎齿线以上黏膜，紧缩固定，术毕

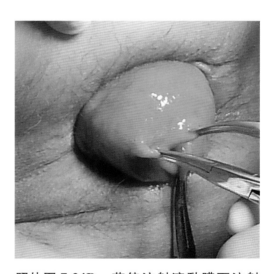

照片图 7-24B 芍倍注射液黏膜下注射术，加近心端黏膜结扎固定术
止血钳钳夹脱垂顶端截石位 3、7、11 点的黏膜

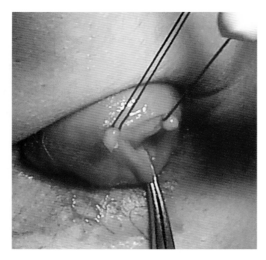

照片图7-24C 芍倍注射液黏膜下注射术,加近心端黏膜结扎固定术

分别结扎固定3、7、11点黏膜

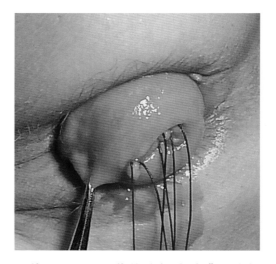

照片图7-24D 芍倍注射液黏膜下注射术,加近心端黏膜结扎固定术

以近心端结扎点为基础,在其上方环状结扎

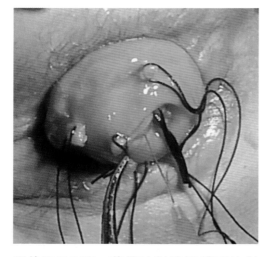

照片图7-24E 芍倍注射液黏膜下注射术,加近心端黏膜结扎固定术

向未翻出的肠腔黏膜下层和暴露在肛外的黏膜下层注射芍倍原液

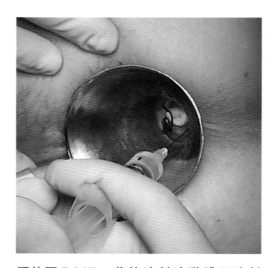

照片图7-24F 芍倍注射液黏膜下注射术,加近心端黏膜结扎固定术

将脱垂还纳,肛门镜下补充注射,并结扎齿线以上黏膜紧缩固定

5. 操作要点和注意事项

(1)术前使脱垂部分充分暴露在肛外。

(2)近心端结扎时,切勿结扎到肌层,以免结扎线脱落后出血。

(3)注射时小角度或与脱垂平行进针,进针遇抵抗感后退针给药,勿过深注射入肌层或过浅注射入黏膜内,注射以饱满为度。

(4)注射过硬化剂的患者,其直肠黏膜质脆易出血,结扎和注射进针时需谨慎,必要时给予止血药物。

(三)芍倍注射液黏膜下注射术加黏膜多点结扎固定术

1. 适应证 Ⅱ度较大和Ⅲ度直肠脱垂。

2. 使用药物 芍倍注射液原液。

3. 操作方法 取侧卧位,常规消毒铺巾,局麻松弛肛门。①嘱患者屏气用力,肛门努挣,使脱垂部分充分暴露在肛外。②在近心端同一层面上,用弯头止血钳钳夹截石位3、6、9、12点的黏膜,并用丝线结扎固定,以此作为注射和结扎的起始位置。③小角度或平行进针,自注射起始位置向未翻出的肠腔黏膜下层均匀注射芍倍原液,并使其饱满。④自脱垂顶端起始位置开始至脱垂底部,沿直线每隔 1～1.5cm 做黏膜结扎固定,使结扎点成一列。⑤保持结扎点列与列之间的平行及间距约 2cm,重复步骤④结扎脱垂的全部黏膜。⑥在每两列结扎点之间的黏膜下,自脱垂顶端起至底部,纵向注射芍倍原液(柱状注射),使注药区隆起呈串珠状。⑦全部注射

完毕后将脱垂手托还纳肛内,并于齿线上区黏膜补充结扎和注射,以达到防止遗漏,紧缩肛管的目的。⑧乳胶管引流,包扎固定。

4. 术后处理　术后当日禁食,次日起少量进半流食。常规静脉补液,并使用抗菌药物 5～7 天预防感染。术后 48 小时排便。便后正常饮食,并每日以生理盐水清洁灌肠。

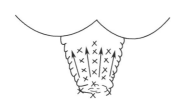

↑注射方向 ×结扎位置

示意图 7-5　黏膜下注射加多点结扎
注射和结扎位置

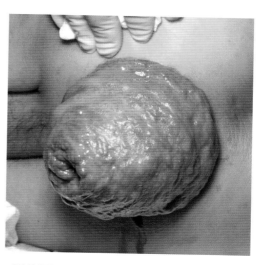

照片图 7-25A　黏膜多点结扎固定示例
Ⅲ度直肠脱垂,术中麻醉后脱出

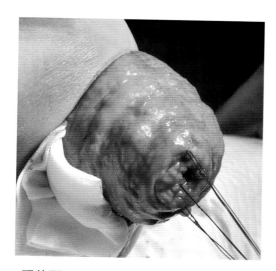

照片图 7-25B　黏膜多点结扎固定示例
近心端结扎

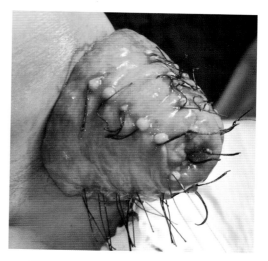

照片图 7-25C　黏膜多点结扎固定示例
多点结扎,结扎后使同一点位的结扎点成一列,且各行结扎点等间距

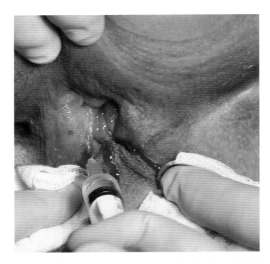

照片图 7-26A　芍倍注射液黏膜下注射术,加黏膜多点结扎固定术

术中充分麻醉,使肛门完全松弛

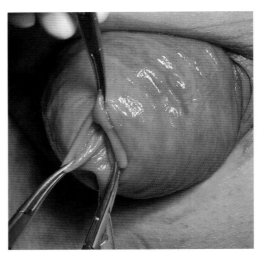

照片图 7-26C　芍倍注射液黏膜下注射术,加黏膜多点结扎固定术

用止血钳钳夹脱垂顶端 3、6、9、12 点黏膜

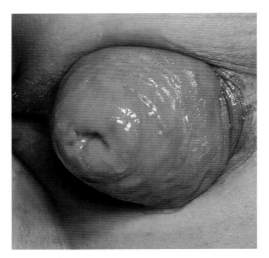

照片图 7-26B　芍倍注射液黏膜下注射术,加黏膜多点结扎固定术

麻醉后,嘱患者用力,使脱垂部分最大限度脱出、暴露

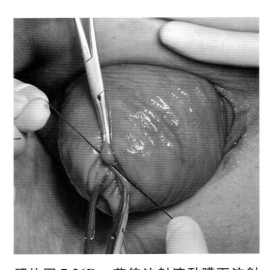

照片图 7-26D　芍倍注射液黏膜下注射术,加黏膜多点结扎固定术

丝线结扎固定,作为注射和继续结扎的起始标记

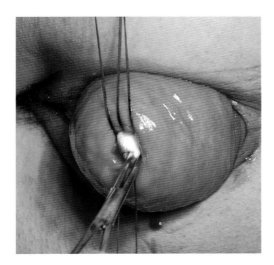

照片图 **7-26E** 芍倍注射液黏膜下注射术,加黏膜多点结扎固定术

碘伏消毒结扎点以上未脱出部分肠腔,准备注射

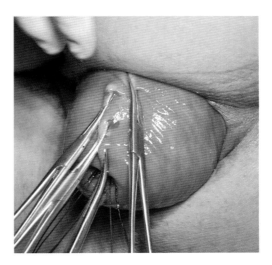

照片图 **7-26G** 芍倍注射液黏膜下注射术,加黏膜多点结扎固定术

自脱垂顶端起始位置开始至脱垂底部,沿直线每隔 1~1.5cm 钳夹黏膜

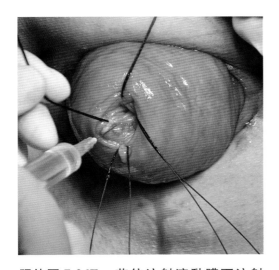

照片图 **7-26F** 芍倍注射液黏膜下注射术,加黏膜多点结扎固定术

向未翻出的肠腔黏膜下层均匀注射芍倍原液,以黏膜饱满为度

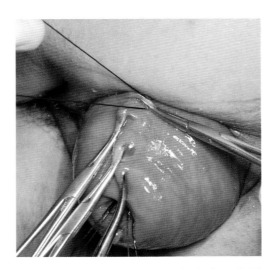

照片图 **7-26H** 芍倍注射液黏膜下注射术,加黏膜多点结扎固定术

丝线结扎固定,使结扎点成一列

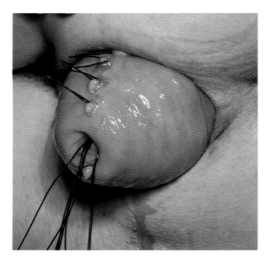

照片图 7-26I　芍倍注射液黏膜下注射术,加黏膜多点结扎固定术

第一列黏膜结扎点

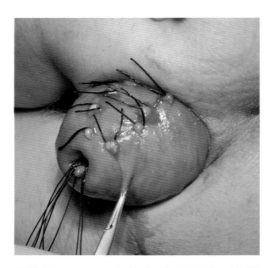

照片图 7-26K　芍倍注射液黏膜下注射术,加黏膜多点结扎固定术

重复以上步骤,直至将脱垂暴露部分黏膜全部结扎

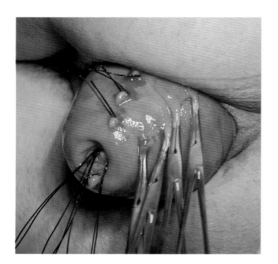

照片图 7-26J　芍倍注射液黏膜下注射术,加黏膜多点结扎固定术

与第一列结扎点间距约 2cm,自脱垂顶端起,继续钳夹黏膜并结扎

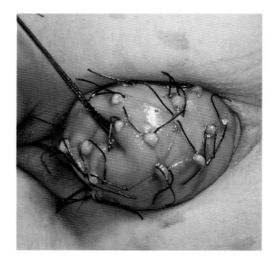

照片图 7-26L　芍倍注射液黏膜下注射术,加黏膜多点结扎固定术

结扎完毕后,各结扎点应均匀分布

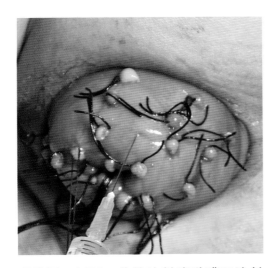

照片图 7-26M 芍倍注射液黏膜下注射术,加黏膜多点结扎固定术

在每两列结扎点之间的黏膜下,自脱垂顶端起至底部,纵向注射较多量的芍倍原液(柱状注射)

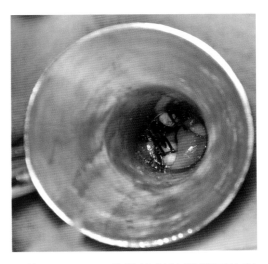

照片图 7-26O 芍倍注射液黏膜下注射术,加黏膜多点结扎固定术

脱垂暴露下注射完毕后,还纳肛内,肛镜下补充注射,仍以黏膜饱满为度

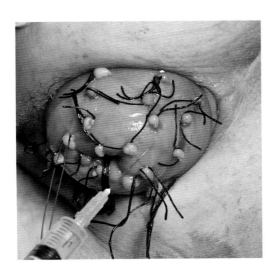

照片图 7-26N 芍倍注射液黏膜下注射术,加黏膜多点结扎固定术

在每两列结扎点间依次注射,以避免遗漏

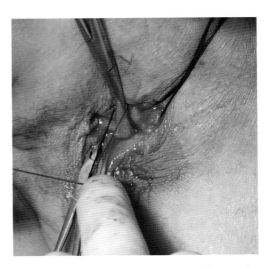

照片图 7-26P 芍倍注射液黏膜下注射术,加黏膜多点结扎固定术

环状结扎齿线以上黏膜,紧缩肛门

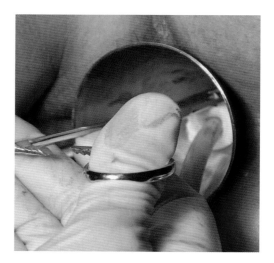

照片图 7-26Q　芍倍注射液黏膜下注射
术,加黏膜多点结扎固定术
　　乳胶管置入肛内引流,术毕

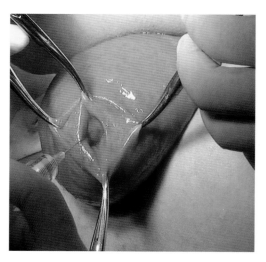

照片图 7-27B　芍倍注射液黏膜下注射
术,加黏膜多点结扎固定术
　　向未翻出的黏膜下层注射芍倍原液

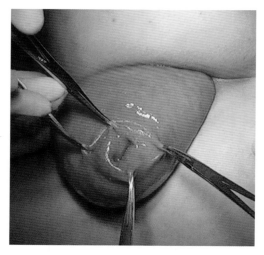

照片图 7-27A　芍倍注射液黏膜下注射
术,加黏膜多点结扎固定术
　　钳夹截石位 3、6、9、12 点黏膜

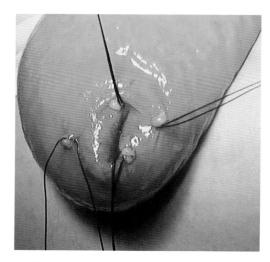

照片图 7-27C　芍倍注射液黏膜下注射
术,加黏膜多点结扎固定术
　　结扎固定 3、6、9、12 点黏膜

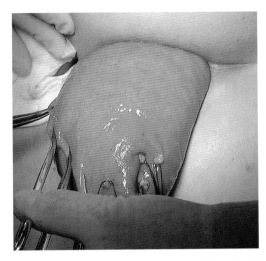

照片图 7-27D　芍倍注射液黏膜下注射术,加黏膜多点结扎固定术
自顶端向脱垂底部沿直线每隔 1 ~ 1.5cm 钳夹黏膜

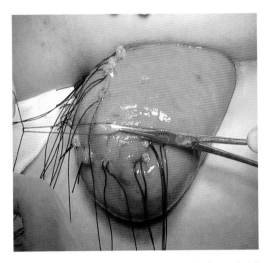

照片图 7-27F　芍倍注射液黏膜下注射术,加黏膜多点结扎固定术
与第一列结扎点平行间距约 2cm,结扎固定第二行

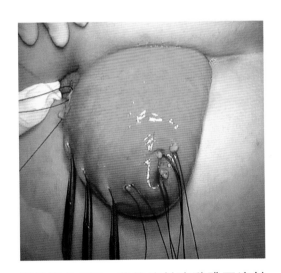

照片图 7-27E　芍倍注射液黏膜下注射术,加黏膜多点结扎固定术
结扎固定黏膜使结扎点成一列

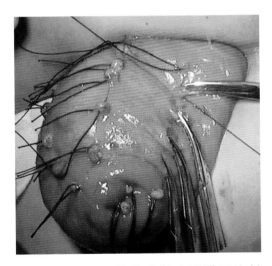

照片图 7-27G　芍倍注射液黏膜下注射术,加黏膜多点结扎固定术
距第二列结扎点 2cm 结扎第三列

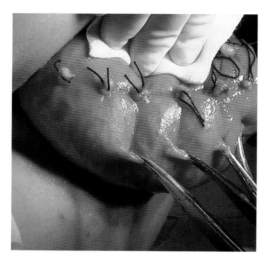

照片图 7-27H 芍倍注射液黏膜下注射术,加黏膜多点结扎固定术

以相同方法结扎全部脱垂部分

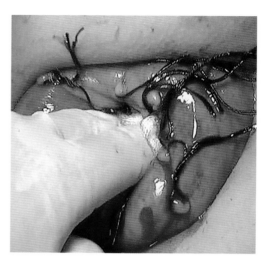

照片图 7-27J 芍倍注射液黏膜下注射术,加黏膜多点结扎固定术

注射完毕后将脱垂部分还纳

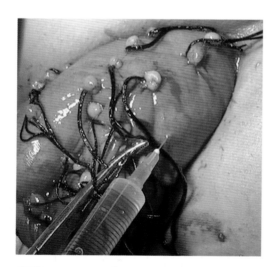

照片图 7-27I 芍倍注射液黏膜下注射术,加黏膜多点结扎固定术

结扎完毕后,在每两列结扎点之间的黏膜下纵向注射芍倍原液

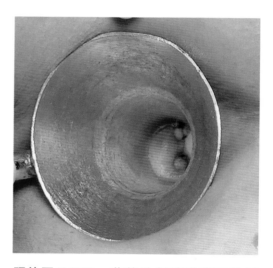

照片图 7-27K 芍倍注射液黏膜下注射术,加黏膜多点结扎固定术

肛门镜下暴露未注射部分黏膜

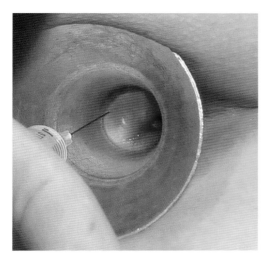

照片图 7-27L　芍倍注射液黏膜下注射
术,加黏膜多点结扎固定术
　　黏膜下层注射芍倍原液,饱满为度

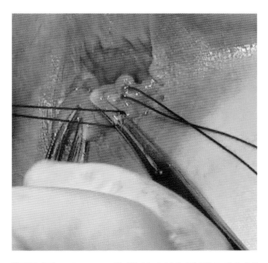

照片图 7-27N　芍倍注射液黏膜下注射
术,加黏膜多点结扎固定术
　　结扎齿线以上松弛黏膜以紧缩肛门

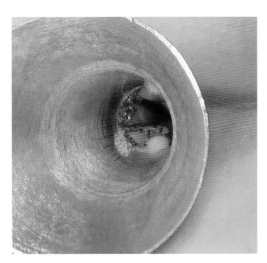

照片图 7-27M　芍倍注射液黏膜下注射
术,加黏膜多点结扎固定术
　　注射后 5 分钟见肠腔暴露

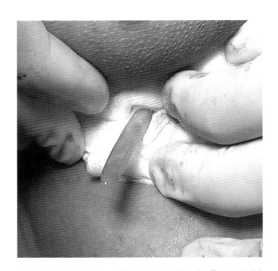

照片图 7-27O　芍倍注射液黏膜下注射
术,加黏膜多点结扎固定术
　　术毕乳胶管引流

5. 操作要点和注意事项
（1）Ⅱ度较大或Ⅲ度脱垂各列结扎点应平行
等间距,以保证受力均匀。

（2）结扎固定时,切勿结扎到肌层,以免结扎
线脱落后出血。
（3）结扎点的多少由脱垂部分的大小决定。

第八章　肛门周围皮肤病

第一节　肛门瘙痒症

临床上肛门瘙痒有原发性和继发性之分，原发性肛门瘙痒是一种神经功能障碍性皮肤病，称为肛门瘙痒症，主要累及肛管和肛门周围皮肤以及会阴部，不伴有明显的原发性损害，任何年龄均可发病，男性多于女性。继发性肛门瘙痒指继发于其他疾病出现的肛门周围皮肤发痒的症状，发病无明显性别和年龄差异。本节将着重介绍原发性瘙痒。

【病因】

原发性肛门瘙痒的病因目前尚未完全明了，可能与药物食物刺激、过敏反应、内分泌功能紊乱，以及精神因素等有关。

【临床表现和诊断】

原发性肛门瘙痒早期无皮肤损害，范围仅限于肛周。瘙痒时轻时重，轻时如虫行蚁走，重时剧痒难忍，入夜安静时更甚。由于反复搔抓，可出现皮肤溃烂、渗出、结痂，以及肛缘皱襞肥厚粗糙，呈放射状褶纹，肛周皮肤增厚、皲裂，色素脱失。而病变范围可蔓延至会阴或骶尾部。患病日久还可使患者精神萎靡，失眠、食欲下降、消瘦等。依据症状和局部检查情况，本病即可明确诊断。

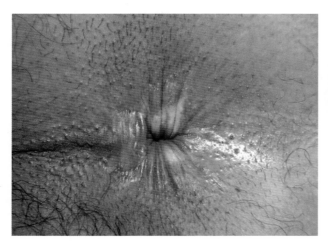

照片图 8-1　肛门瘙痒症
肛缘皮肤色素脱失，伴皲裂口形成

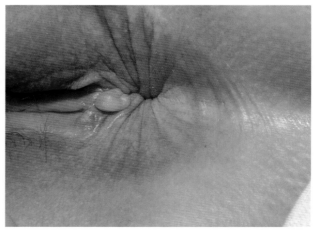

照片图 8-2　肛门瘙痒症
肛缘皮肤色素脱失，伴皲裂口形成

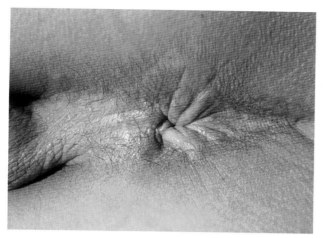

照片图 8-3 肛门瘙痒症
肛缘皱壁肥厚粗糙,皮肤增厚,病变范围
累及会阴部

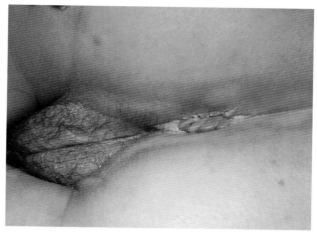

照片图 8-4 肛门瘙痒症
肛缘皱壁肥厚粗糙,并累及阴唇

【治疗】

原发性瘙痒的治疗方法包括西药对症治疗、手术疗法、局部封闭疗法及中医辨证、中药内服外洗疗法等。安阿玥教授治疗本病主要采用中药外洗法,主要药物包括苦参,陈皮,苍术,土

茯苓,益母草,石榴皮,蛇床子,细辛,川椒,生地等,具体药量根据病情随症加减。如痒重搔抓不可缓解者,重用苦参、蛇床子;皲裂渗出较重者,重用石榴皮、苍术;藓屑较多者,重用生地、益母草。

第二节 肛周湿疹

肛周湿疹是一种非感染性炎症性皮肤病。主要发生于肛管和肛周皮肤,部分可蔓延至臀部和会阴,任何年龄、性别均可发病。该病以红斑、丘疹、水疱、渗出、结痂、脱屑、继发性瘙痒等为主要特征,易反复发作,经久不愈,按皮损表现,临床上可分为急性、亚急性和慢性三种。

【病因】

湿疹是一种迟发型变态反应引起的皮肤病,其病因复杂多样。常见致病因素有①肥皂、浴液、人造纤维等化学品刺激;②日光、寒冷、干燥、热水烫洗等外界环境刺激;③鱼虾、磺胺等易致敏的食物药物刺激;④失眠、疲劳、情绪变化等精神刺激;⑤内分泌失调、代谢障碍、局部炎症等原发病。

【临床表现和诊断】

1. 急性湿疹 多数表现为密集的粟粒大的小丘疹、丘疱疹或小水疱,基底潮红、边缘不清,若因瘙痒反复搔抓,可见顶端小点状糜烂,有渗出;少数可表现为红斑、结痂或鳞屑。

2. 亚急性湿疹 皮损以小丘疹,结痂和鳞屑为主,可存在少数丘疱疹及糜烂。仍有剧烈瘙痒。

3. 慢性湿疹 临床多见,主要由急性、亚急性反复发作不愈而成,少数一开始即为慢性。表现为皮肤增厚、浸润,可有皲裂,颜色暗红或灰白,表面粗糙,覆鳞屑,或因抓破结痂。

各类湿疹,根据病程和皮损多形性、弥漫性、变厚和浸润、瘙痒等,即可诊断。

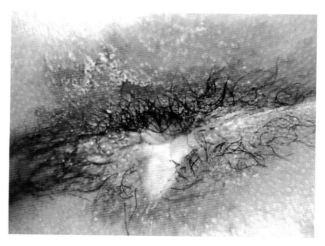

照片图 8-5 急性肛周湿疹
肛周小丘疹密集,基底潮红,边缘不清

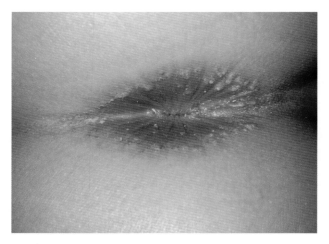

照片图 8-6　亚急性肛周湿疹
肛周可见小丘疹,部分结痂

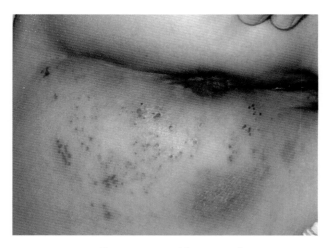

照片图 8-8　慢性肛周湿疹
肛周皮肤湿疹时间较长,部分已结痂

【治疗】

肛周湿疹病因复杂,易反复发作。目前临床常用的治疗方法包括:①西药口服、外涂或注射,常用的包括抗组胺类药物、抗变态反应药物、糖皮质激素、消炎止痒药物和镇静剂。②中药外洗和口服,外洗方以苦参汤加减,口服方依据病情不同而有所区别:急性湿疹以疏风、利湿、清热、止痒为治则,多用四物消风饮加减,亚急性期以清热败毒、健脾除湿为治则,常用除湿胃苓汤加减,慢性湿疹以养血祛风,兼清湿热为治则,口服方多用养血除湿止痒汤加减。

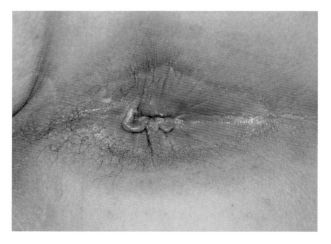

照片图 8-7　慢性肛周湿疹
病损部位皮肤增厚,有皲裂,颜色暗红

第三节　肛周接触性皮炎

接触性皮炎为皮肤或黏膜接触某些外界致敏物质(变应原)发生的炎症反应。多为急性发作,反复刺激后可演变为慢性。

【病因】

可导致接触性皮炎发生的物质大体有三类:①动物性:如宠物猫、狗的毛发、昆虫的毛刺和分泌物等。②植物性:如荨麻、花粉等。③化学性:临床所见多由化学性物质引起,如汽油、油漆、肥皂、洗衣粉、强酸强碱、光线照射和某些药品等。接触性皮炎发生在肛周者多由穿着化纤材料内衣、肥皂浴液清洁、开水烫洗等因素导致。

【临床表现和诊断】

本病发病较急,一般在接触部位可出现境界清晰的红斑、丘疹或水疱,同时伴有瘙痒、灼热感和疼痛。重者可出现发热、畏寒、头痛、恶心及呕吐等全身反应。接触性皮炎具有自限性,但反复接触致病物可反复发作,如处理不当可发展为亚急性或慢性炎症,局部呈苔藓样病变。诊断主要依靠临床表现。

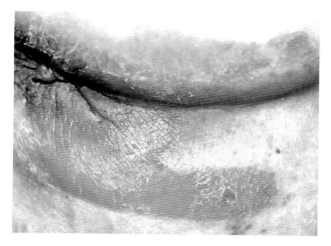

照片图 8-9　肛周接触性皮炎
肛肠疾病术后,胶带黏贴处接触性皮炎,
皮损部位即为胶带黏贴部位

【治疗】

明确并祛除病因,避免搔抓、摩擦、热水或肥皂水清洗及其他附加刺激,疾病较轻者可自行缓解,较重者则需药物治疗。中药治疗应以清热凉血、解毒利湿为原则,方用龙胆泻肝汤加减,也可用马齿苋、益母草、黄柏等量煎煮后药液冷敷。西药以抗组胺和激素类药物内服外敷为主,如苯海拉明、糠酸莫米松等。

第四节　肛周尖锐湿疣

肛周尖锐湿疣是由人乳头瘤病毒引起的发生于肛管、肛缘皮肤及直肠末端黏膜的疣状赘生物,属性传播疾病。本病多发于青壮年,疣体生长速度快,且易复发。

【病因】

肛门尖锐湿疣在感染人乳头瘤病毒后出现。感染途径主要有直接性接触和间接传染,直接性接触者多有肛交史,间接传染多与使用公共马桶、桑拿浴室、浴池等有关。感染后一般在机体免疫功能低下,或长期局部潮湿不洁、摩擦刺激后发病。

【临床表现和诊断】

本病初起时症状多不明显,为微小浅灰色或淡红色丘疹样小隆起。随着逐渐增大增多、融合成片或互相重叠后,可出现肛周灼痛、瘙痒及异物感。此时疣体呈乳头状、蕈样或菜花样凸起,表面有分泌物浸润,质软。如反复搔抓,表面易糜烂渗液、出血和继发感染,并可伴有疣体增长。症状体征、接触史和醋酸白试验,是本病的主要诊断依据。

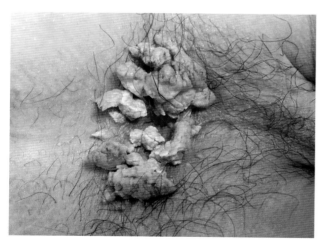

照片图 8-10　肛周尖锐湿疣
疣体在肛门周围散在分布,部分融合

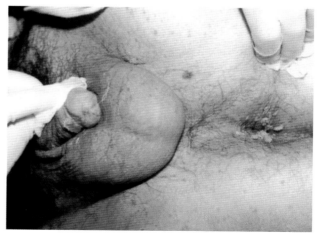

照片图 8-11　肛周尖锐湿疣
肛周及龟头均有疣体分布

【治疗】

一般可根据病情选用冷冻、激光、电灼、手术切除等方法，操作时注意保留皮桥，避免瘢痕挛缩肛门狭窄。安阿玥教授治疗本病，多使用中药经验方坐浴，主要药物包括马齿苋、大青叶、明矾、土茯苓、板蓝根、露蜂房、黄柏、苦参等，该方可促使疣体脱落并有效预防再发，临床疗效确切。

第九章 大肠息肉

大肠息肉为一形象学名词,属于临床诊断,系指肠黏膜上皮源瘤样病变和上皮源良性肿瘤。按照组织学分类法,一般将其分成腺瘤性、错构瘤性、炎症性和化生性四类。腺瘤性息肉是大肠黏膜上皮细胞增生的真性良性肿瘤,单发者被称为腺瘤,多发者常见于家族性腺瘤性息肉病。腺瘤分为管状(绒毛成分小于20%)、绒毛状(绒毛成分大于80%)和绒毛管状(绒毛成分在20%~80%之间)三种,绒毛成分所占比例越多,癌变几率越大。除腺瘤以外的另外三类息肉为上皮源瘤样病变,与癌的关系不密切,其形成主要与遗传因素、慢性炎症和组织增生有关。

【临床表现和诊断】

腺瘤在瘤体较小时,一般不引起明显症状,能够引起腹痛、腹泻、黏液便、血便及排便习惯改变等不适和异常者,瘤体直径多大于1cm或伴有溃疡、梗阻等并发症。上皮源瘤样病变性息肉的症状除与原发病相关外,主要表现与腺瘤性息肉相似。位于乙状结肠下段和直肠的息肉,通过肛门指诊和肛门镜检即可诊断,位置较高时则需行纤维内镜或影像学检查,若要明确组织学结构,须进一步行病理活检。

【治疗】

腺瘤性息肉属癌前病变,无论是单发还是多发,发现后一般都应积极内镜下摘除。肛肠科多见为直肠绒毛状腺瘤,一般较大,脱出肛外,治疗时需经肛门手术切除,并行病理学检查明确性质,以确定是否需要进一步治疗。瘤样病变性息肉在治疗上应根据各自不同类型和性质加以区分,如单发或数量较少的非特异性炎性息肉,往往可随炎症自行消退,因此在明确组织学结构后可不予治疗;同样为炎性息肉,如果是由溃疡性结肠炎或克罗恩病的慢性炎症刺激引起,且炎症不能得到很好的控制,一般需积极治疗,因其数量通常较多且属癌前病变。

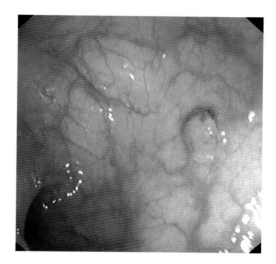

照片图 9-1　大肠息肉
化生性息肉

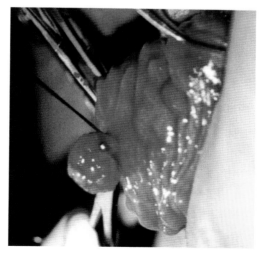

照片图 9-2　大肠息肉
管状腺瘤,随直肠脱出

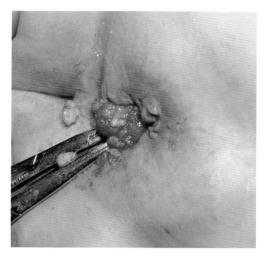

照片图 9-3 大肠息肉
直肠绒毛状腺瘤,位置低,麻醉后脱出肛外。质地较脆,止血钳钳夹后部分组织可脱落

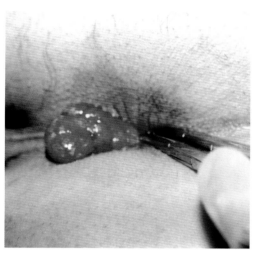

照片图 9-5 大肠息肉
直肠绒毛状腺瘤,麻醉后脱出

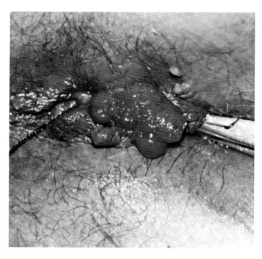

照片图 9-4 大肠息肉
直肠绒毛状腺瘤,位置低,可经肛门直接结扎切除

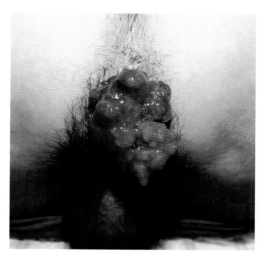

照片图 9-6 大肠息肉
直肠绒毛状腺瘤,瘤体较大,呈菜花样

第十章　家族性腺瘤性息肉病

家族性腺瘤性息肉病是一种常染色体显性遗传疾病,发病率约为 7.4/10 万,男女发病率均等。部分患者还伴有 Gardner 综合征、Turcot 综合征等肠外病变。其主要病理特征为多发性腺瘤性息肉,数量一般在 100 个以上,是一公认的癌前病变,据统计有 40%～50% 可转变为腺癌。

【病因】

本病属于非先天性的常染色体显性遗传疾病,父或母均可将病传给下一代,是家族性疾病。也有报道指出部分病例并无家族史,因此认为可能有其他因素导致或诱发本病,如基因突变、肠壁的先天缺损、慢性炎症刺激等。

【临床表现和诊断】

本病发病常在 15～25 岁的青春期或青年期,首次出现症状多在 30 岁左右,主要表现为腹部不适、腹泻、黏液血便等,结合肠镜、胃镜、气钡造影等检查和家族史,可明确诊断。部分患者伴有 Gardner 综合征、Turcot 综合征等肠外病变,前者表现为皮肤囊性病变、骨瘤、纤维组织肿瘤、甲状腺癌、牙齿畸形等,后者指本病伴有中枢神经系统恶性肿瘤。

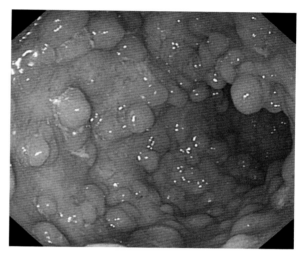

照片图 10-2　家族性腺瘤性息肉病
息肉数量多,无糜烂出血

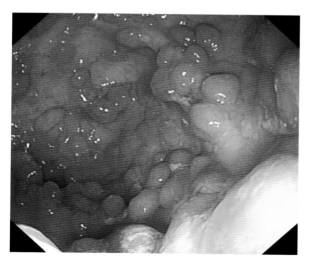

照片图 10-1　家族性腺瘤性息肉病
结肠镜下见肠腔内息肉数量较多,尚无糜烂出血

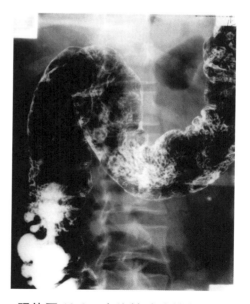

照片图 10-3　家族性腺瘤性息肉病
结肠气钡造影显示结肠充盈缺损

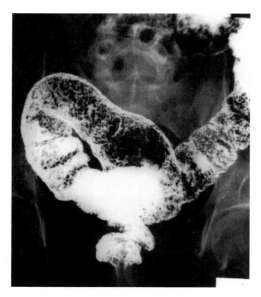

照片图 10-4　家族性腺瘤性息肉病
结肠充盈缺损

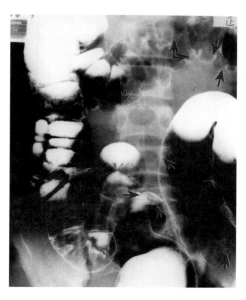

照片图 10-5　家族性腺瘤性息肉病
箭头所示为息肉位置

【治疗】

本病的治疗方法主要有手术治疗、内镜下切除及中医药辨证施治。手术方法疗效确切，但需开腹将病变部位肠管切除，严重者甚至将直、结肠全部切除并永久性回肠造口，功能效果差，因此不为部分患者所接受。内镜下电切术对胃肠道功能影响较小，但切除过程繁琐且不能避免遗漏，因此仅适合瘤体较大者。

安阿玥教授治疗此病，主要采用中药内服加灌肠法，疗效肯定。该法对疾病初期瘤体小且数目不多者，可根治而使其免除手术之苦；对于病情较重者，亦可延缓病情发展，改善全身症状，提高生活质量。笔者认为本病是因先天禀赋不足，气血亏虚而易感受外邪，外邪入里化热，热毒壅滞气血于肠间所致。因此临证宜以扶正祛邪为治法，并且内服结合灌肠，内外同治、攻补兼施，方可见效。

主要方药如下：

内服方：以软坚散结、清热解毒、益气养阴、补血活血为治疗原则，药物主要包括紫花地丁、蒲公英、半枝莲、生地榆、白花蛇舌草、桃仁、白术、炙甘草、蜂房、穿山甲、生地、元参、当归。

灌肠方：以清热解毒、涩肠止血为治疗原则，药物主要包括：乌梅、五倍子、五味子、生牡蛎、夏枯草、生地榆、马齿苋、贯众、秦皮、石榴皮。

【验案举隅】

患者男性，48 岁，间断腹痛、腹泻，便中偶带脓血。在当地就诊后，行电子肠镜、胃镜检查，结合家族史，明确诊断为家族性腺瘤性息肉病。由于检查时只切除大于 0.5cm×0.5cm 的息肉，较小的息肉数量众无法处理，患者为继续治疗于半月后就诊于笔者门诊。四诊合参，辨证施治，笔者确定了以"扶正祛邪"为主的基本治疗原则，并予中药汤剂口服、灌肠 1 年余，患者不适症状消失，每日排成形黄软便1～2 次。遂复查肠镜和胃镜，明显好转，继续用药 6月，现已停药 2 年，随诊病情平稳，未反复。

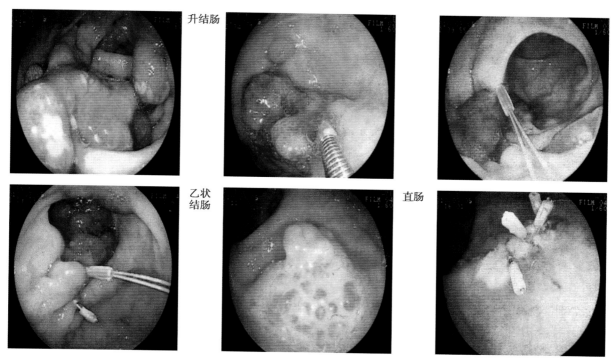

升结肠

乙状
结肠

直肠

照片图 10-6A　治疗前电子肠镜（验案举隅）
病理诊断：符合增生性息肉及早期绒毛状管状腺瘤，两侧及基底切缘未见瘤变组织

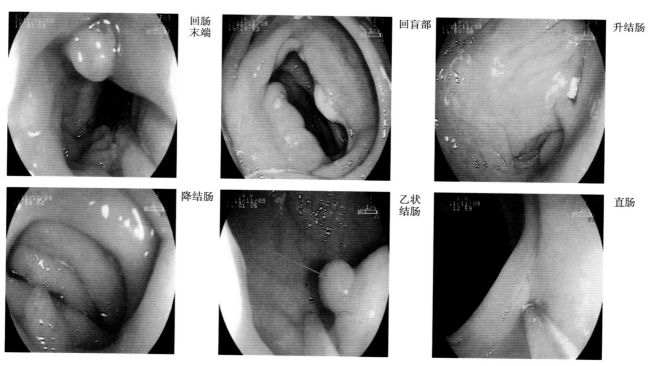

回肠
末端

回盲部

升结肠

降结肠

乙状
结肠

直肠

照片图 10-6B　治疗后电子肠镜（验案举隅）
病理诊断：结肠黏膜慢性炎症伴糜烂

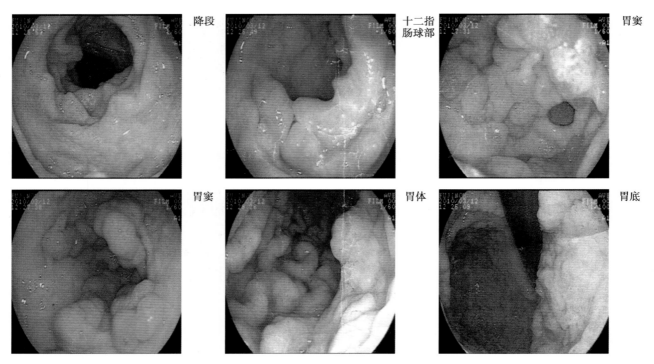

照片图 10-7A　治疗前电子胃镜（验案举隅）

病理诊断:（胃窦）符合增生性息肉。（十二指肠球部）增生性息肉,局灶充血糜烂

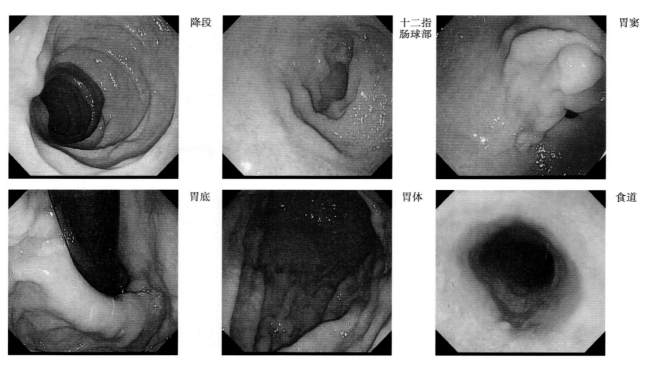

照片图 10-7B　治疗后电子胃镜（验案举隅）

病理诊断:（胃窦）符合增生性息肉

第十一章　肛周细菌感染性疾病

第一节　坏死性筋膜炎

坏死性筋膜炎是主要累及皮下组织和筋膜的急性坏死性软组织感染。临床上较为少见，但发病急，进展较快，病死率高。

【病因】

坏死性筋膜炎是由包括需氧菌和厌氧菌在内的多种细菌混合感染引起，主要包括溶血性链球菌、金黄色葡萄球菌、大肠埃希菌、脆弱拟杆菌、产气荚膜梭菌等。常继发于擦伤、划伤、昆虫叮咬等轻度皮肤损伤以及肠道和肛周脓肿手术，对于合并糖尿病、动脉硬化者、长期服用激素或免疫抑制剂者，以及肿瘤放化疗后，本病发生率则更高。

【临床表现和诊断】

坏死性筋膜炎起病急，进展迅速。发病初起，局部出现片状红肿、剧烈疼痛，并伴有战寒、高热、乏力、食欲下降等症状。病情继续进展，病变部位的营养血管和淋巴通路被破坏、栓塞，皮肤的颜色逐渐变紫、发黑，并可出现含血性液体的水疱，水疱溃破后显露出黑色真皮层，同时病灶部位的感觉神经末梢被破坏，疼痛缓解并出现麻木感，坏死广泛潜行扩散，有时产生皮下气体，检查可发现捻发音。最后坏死的皮肤、皮下组织和深、浅筋膜液化并渗出，渗出液为血性，奇臭。发病过程中若未及时救治，还可出现弥散性血管内凝血和中毒性休克。依据临床表现，再结合实验室检查，本病可明确诊断。

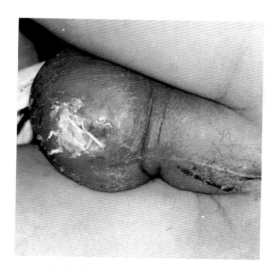

照片图 11-1A　坏死性筋膜炎
病变累及会阴和阴囊，红肿明显

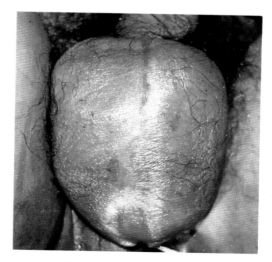

照片图 11-1B　坏死性筋膜炎
病变蔓延至阴囊，局部红肿

【治疗】

坏死性筋膜炎明确诊断后，应行急诊手术迅速清除病灶中的坏死组织，并做细菌培养，同时将肿胀组织广泛切开，充分敞开引流，必要时可进行多次扩创。术后要勤换药，每 4～6 小时一次为宜，换药时用双氧水冲洗并湿敷创面，以制造不利于厌氧菌繁殖的条件，并可加速坏死组织脱落。发病后，还要及时联合应用大剂量敏感抗菌药物，控制感染的继续蔓延和扩散，并予营养和支持治疗和纠正休克。

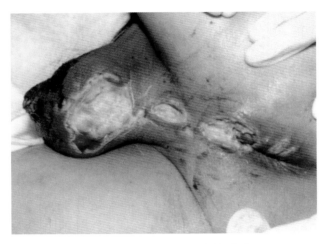

照片图 11-2A　坏死性筋膜炎
手术时将病灶充分切开引流,切口内可见灰
白色坏死筋膜

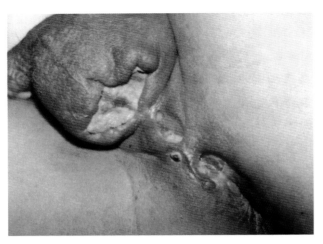

照片图 11-2B　坏死性筋膜炎
术后换药时予双氧水冲洗并引流通畅,促使
坏死组织脱落,图中可见红色肉芽组织

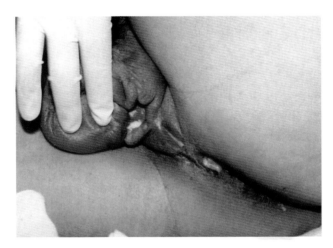

照片图 11-2C　坏死性筋膜炎
术后 1 月,创口趋于愈合

第二节　肛周化脓性汗腺炎

化脓性汗腺炎是顶泌汗腺感染后,炎症广泛蔓延并反复发作形成的范围较广的炎性病变,常伴有局部脓肿、复杂性窦道形成。其发病部位多在顶泌汗腺分布区,如肛周臀部、股部、腋下等,发生在肛门周围者称为肛周化脓性汗腺炎。多见于身体肥胖的青年女性,男性发病率较低。长期不愈者有癌变倾向。

【病因】

本病病因较复杂,是多种因素综合作用的结果,但主要与体内激素水平及细菌感染等因素相关。在青春期以前、女性绝经后,基本不发生本病。而在性活跃期,雄激素水平较高,顶泌汗腺分泌旺盛且分泌物浓稠,分泌物阻塞腺管后,常导致继发细菌感染,感染在皮下蔓延扩散而形成本病。

【临床表现和诊断】

发病初期,肛周皮肤表面出现单发或多发的、大小不等的、与汗腺毛囊位置一致的硬结或疖肿,红肿、疼痛明显。继而这些病变部位化脓并自行破溃,排出黏稠糊状并有臭味的脓性分泌物,并形成皮下窦道。反复感染后,病灶向周围不断蔓延、融合成片,同时形成多个相互连通的窦道。并且由于慢性炎症反复刺激,病变部位皮下发生广泛坏死,皮肤呈紫黑色,或溃烂或变硬变厚,同时可扩散到阴囊、阴唇、骶尾部和股部。根据临床表现,本病一般可明确诊断。

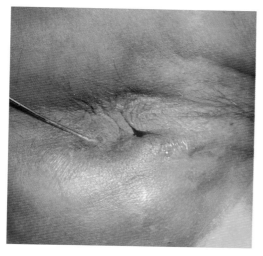

照片图 11-3A　肛周化脓性汗腺炎
病灶局限在肛周左侧,皮肤颜色深,自破溃口探查,不与肛门相通

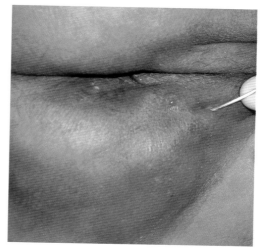

照片图 11-3B　肛周化脓性汗腺炎
瘘道潜行,不与肛门相通

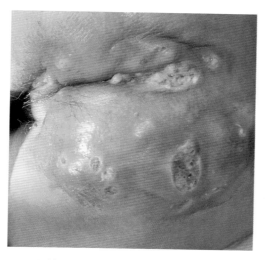

照片图 11-4　肛周化脓性汗腺炎
发病中期,肛周多个病灶破溃并反复感染后,向周围蔓延、趋于融合

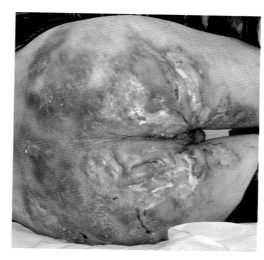

照片图 11-5　肛周化脓性汗腺炎
发病中晚期,病变范围广,累及两侧臀部、腰部及阴囊根部

【治疗】

化脓性汗腺炎初期阶段,各病变部位范围局限且独立未融合,可将各病灶分别切开,并充分敞开引流,同时予适量敏感抗菌药物,大部分可治愈。疾病的中、晚期,病损范围广且深达筋膜,手术时需将病灶广泛切除。对于身体情况较差或合并其他疾病不宜手术者,可采用中药内服、外洗,及西药抗感染、抗雄激素和支持疗法,急性化脓阶段可切开引流。

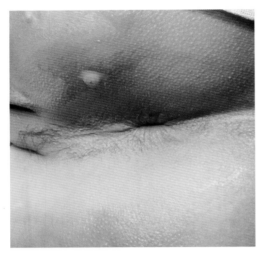

照片图 11-6A　初期化脓性汗腺炎切开引流术

发病初期,病灶局限且独立。该病患肛周2点距肛门5cm处可见一隆起结节,颜色稍暗,有少量清稀脓液流出,指诊时该结节处压痛明显,质地较硬,未触及明显条索与肛门相通,但自结节起向周围触诊,在其1点和7点位分别可及条索状硬结和压痛

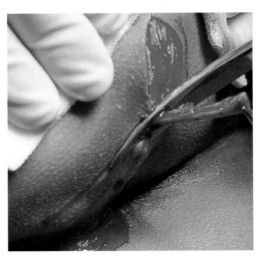

照片图 11-6C　初期化脓性汗腺炎切开引流术

剪除游离皮肤

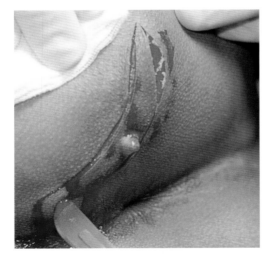

照片图 11-6B　初期化脓性汗腺炎切开引流术

将病灶结节及其两侧条索处皮肤一并切除

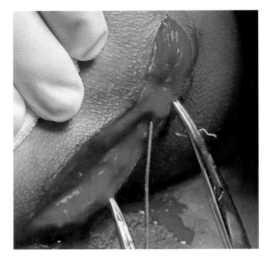

照片图 11-6D　初期化脓性汗腺炎切开引流术

以探针探查病灶

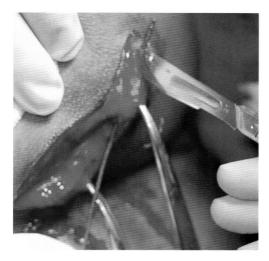

照片图 11-6E 初期化脓性汗腺炎切开引流术

沿探针将病灶切开

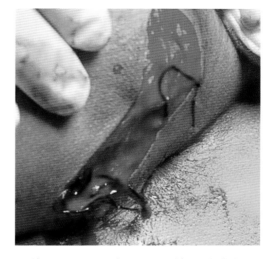

照片图 11-6F 初期化脓性汗腺炎切开引流术

结扎止血,术毕

第三节 骶尾部藏毛窦

藏毛窦是在骶尾部臀间沟皮下软组织内的窦道或肿物,由于病灶内常存有毛发,故称为藏毛窦。多在青春期后 20～30 岁发病,男性多于女性。

【病因】

藏毛窦主要是由局部异物刺激和感染引起。骶尾部的毛发、皮脂腺及其分泌物等,因臀间沟的负吸引作用,可逐渐向皮下深部运动,这期间会对其周围组织不断产生刺激并诱发感染,最终导致窦道或局部脓肿的形成。本病多见于皮肤毛发较多、皮脂腺分泌旺盛者,另外,汽车司机或牧区牧民因骶尾部受到长期颠簸、损伤,有利于毛发、皮脂腺等组织的积存,发病率也较高。

【临床表现和诊断】

藏毛窦主要表现为骶尾部的肿物或窦道。肿物多在急性发作期形成,局部红肿、疼痛明显,破溃后形成窦道;窦道多伴随慢性炎症,常有分泌物自皮肤开口处流出,一般无明显症状,检查时可有局部压痛。依据临床表现,本病一般可明确诊断,但需与后侧肛瘘相鉴别。

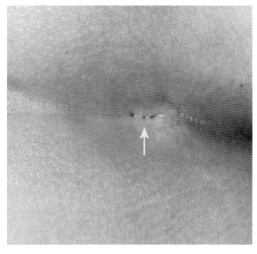

照片图 11-7 藏毛窦

病灶位于臀间沟远肛门端,可见 3 个独立外口,未形成窦道

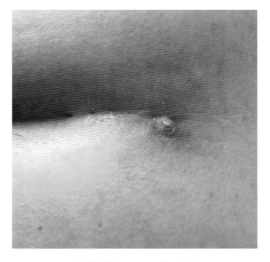

照片图 11-8 藏毛窦

破溃口位于臀间沟远肛门端,窦道位于臀间沟底部,自外口向肛门方向,长约 4cm,检查时可及条索状硬结

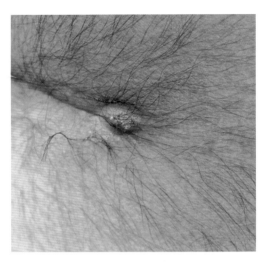

照片图 11-9 藏毛窦

该例病患毛发浓密,破溃口位于臀间沟远肛门端

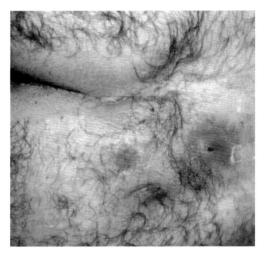

照片图 11-10 藏毛窦

骶骨右侧皮肤可见 3 个溃破口,毛发浓密

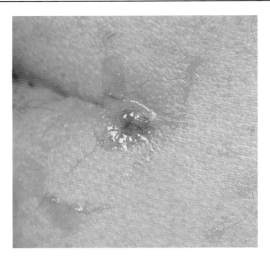

照片图 11-11A 藏毛窦切开根治术

破溃口位于臀间沟远肛门端

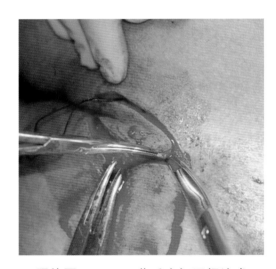

照片图 11-11B 藏毛窦切开根治术

术中,沿窦道做梭形切口

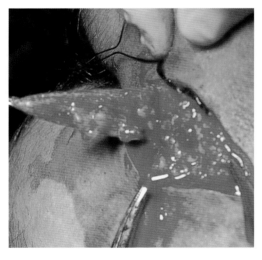

照片图 11-11C 藏毛窦切开根治术

切除游离皮肤,可见皮下坏死灶

【治疗】

1. 切开引流 该方法适用于藏毛窦急性期,脓肿形成阶段。在脓肿的最顶点或波动最明显处切开,排出脓液,并以凡士林纱条引流、包扎固定即可。术后保持引流通畅。

2. 切开根治 该方法适用于藏毛窦已形成窦道者。操作时需切除窦道覆盖皮肤,并沿坏死灶切开、搔刮,以敞开窦道、清除窦道内增生肉芽、坏死组织及毛发等异物。术后换药时双氧水冲洗创面,促使残余坏死组织脱落。

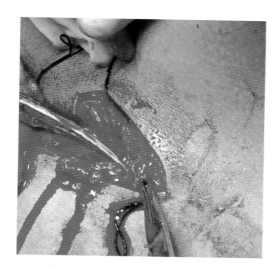

照片图 11-11D 藏毛窦切开根治术
沿坏死灶切开,同时清除坏死组织

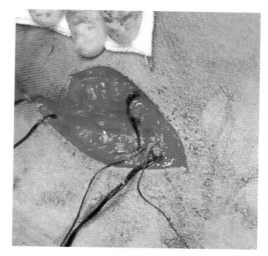

照片图 11-11E 藏毛窦切开根治术
创口引流通畅,止血,术毕

第十二章 肛门直肠狭窄

肛门直肠狭窄是肛门或直肠肠腔缩窄,致使肠内容物排出受阻的疾病。本病可分先天性与后天性两种,先天性肛门直肠狭窄属于先天畸形,婴幼儿时期即可发现;后天性多因手术不当、炎症刺激或肿瘤压迫所致,因此发病无明显的性别和年龄差异。有统计数据表明,医源性瘢痕性狭窄占到肛门直肠狭窄疾病的90%以上,笔者临床上诊治的狭窄也以此类居多,这部分将作为本节的主要讨论内容。

【病因】

肛肠疾病手术是引起医源性肛门直肠狭窄的主要原因。其中尤以痔病手术为多,如治疗外痔时使用腐蚀性药物或行环状切除术,以及分段剥离外痔时不注意保留皮桥等,均可对肛管皮肤造成较大损伤,愈合后瘢痕挛缩而造成肛门狭窄;治疗内痔时,注射硬化剂方法不当,可致直肠末端管状狭窄,吻合器痔上黏膜环切术、结扎内痔时结扎点过多、过深且在同一截面上,导致直肠环状狭窄。

【临床表现和诊断】

排便困难是肛门直肠狭窄的首要症状,由于大便通过狭窄处时造成损伤,这一症状会逐渐加重。此外还会出现大便变细或呈扁条形,以及便后疼痛、里急后重、大便次数增多等症状。长期排便困难可造成排便恐惧,进而导致便秘,并引起腹胀腹痛、恶心、食欲不振等消化道症状以及全身消瘦。严重的瘢痕性狭窄会导致肛门括约肌收缩功能减退,导致肠腔分泌物溢出肛门外而引起湿疹、皮炎等肛周皮肤病。

通过肛门指诊和肛镜检查,结合先后出现的各种症状,本病一般不难诊断。诊断过程中应明确狭窄的部位和范围,肛门狭窄多为环状狭窄,狭窄部位在肛门口;直肠狭窄包括线环状狭窄和宽度超过0.5cm的管状狭窄,多发生在齿状线以上3～5cm处。

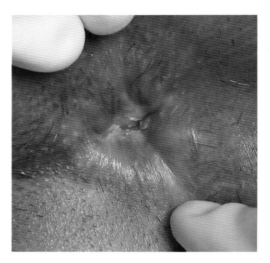

照片图 12-1 肛门狭窄
外痔激光环切术后,因肛管皮肤损伤过多、瘢痕重,形成肛门狭窄

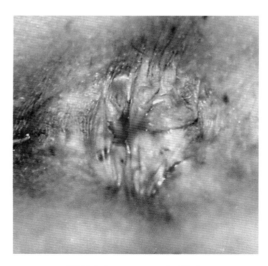

照片图 12-2 肛门狭窄
混合痔术后,由于过多切除肛管皮肤,愈后肛门狭窄

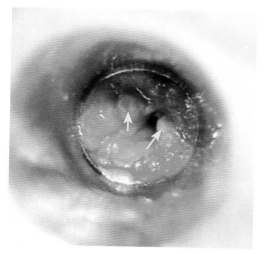

照片图 12-3　直肠狭窄
内痔硬化剂注射后,注射部位硬化萎
缩导致狭窄,伴有肉芽增生

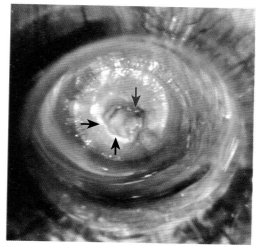

照片图 12-4　直肠狭窄
吻合器痔上黏膜环切术后,部分吻合钉残
留未脱落(蓝色箭头示),黏膜环切部位
形成瘢痕(黑色箭头示),呈环状,导致大
便变细和排便困难

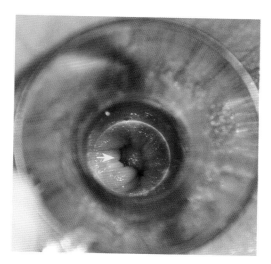

照片图 12-5　直肠狭窄
吻合器痔上黏膜环切术后,吻合钉脱落,在黏膜
环切部位形成环状瘢痕性狭窄,狭窄环以上黏膜
堵塞肠腔

【治疗】

肛门直肠部的瘢痕性狭窄一旦形成,即应积极手术治疗,因保守治疗效果较差,且长期反复的药物或手法刺激,反而可能进一步加重瘢痕。切开法是最常用的手术方法,但切开后还需配合扩肛治疗,以防止新瘢痕形成后狭窄再度形成,因此患者痛苦较大,并且该法对于重度狭窄者效

果欠佳。

病理观察表明,芍倍注射液可抑制炎症发生和瘢痕形成,根据这一理论基础,在狭窄瘢痕切开的基础上注射芍倍注射液,可减轻新瘢痕的形成,达到松解的目的。经笔者临床观察,这一方法确可有效治疗各种瘢痕性肛门直肠狭窄。其操作步骤分为切开和注射两步,介绍如下:

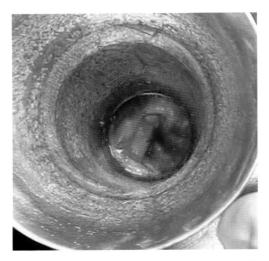

照片图 12-6A　肛门狭窄切开松解加芍倍注射术

该病患行外痔切除术后,大部分肛管皮肤被剥离,愈合缓慢、瘢痕重,形成肛门狭窄。术中麻醉后,肛镜下见肛管皮肤缺损,由于狭窄,肛门镜难以深入

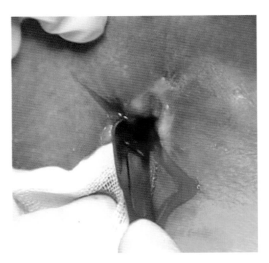

照片图 12-6C　肛门狭窄切开松解加芍倍注射术

3 点做松解切口

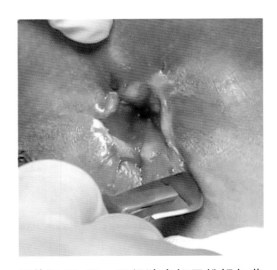

照片图 12-6B　肛门狭窄切开松解加芍倍注射术

术中,选择瘢痕较轻的截石位 9 点做一松解切口

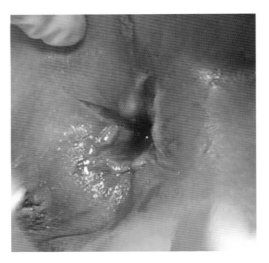

照片图 12-6D　肛门狭窄切开松解加芍倍注射术

12 点位松解后,肛门完全松弛

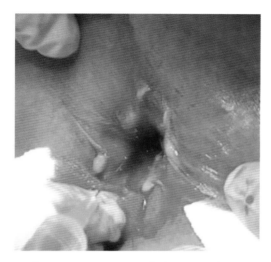

照片图 12-6E　肛门狭窄切开松解加芍倍注射术

在创面注射 1∶1 芍倍注射液,术毕

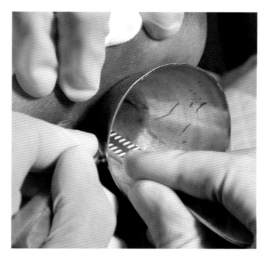

照片图 12-7B　直肠狭窄切开松解加芍倍注射术

术中在肛门镜下将瘢痕部分切开,以肛门镜可顺利通过瘢痕处为度

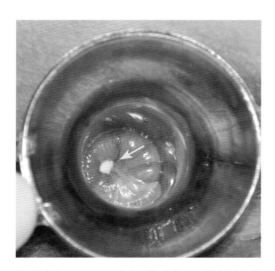

照片图 12-7A　直肠狭窄切开松解加芍倍注射术

患者肛瘘术后,直肠腔内形成瘢痕并挛缩,导致直肠狭窄。食指进入肛内约 4cm,可触及不规则形状瘢痕,指尖不能通过,图中所见为肛门镜下医用脱脂棉球在狭窄处被挤压

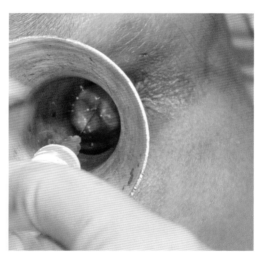

照片图 12-7C　直肠狭窄切开松解加芍倍注射术

肛门镜下在切开创面注射 1∶1 浓度芍倍注射液

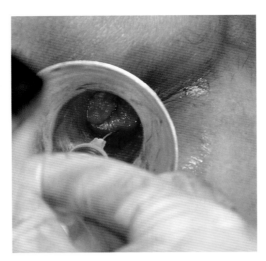

照片图 12-7D 直肠狭窄切开松解加芍倍注射术

注射时注意先高后低,退针注射

第十三章　肛肠手术后遗症

第一节　术后出血

肛肠手术创口常为开放性,此处血管又十分丰富,故易出现术后出血。常见原因包括痔核结扎线脱落、痔核脱落后感染、注射硬化剂和坏死剂治疗内痔时注射部位感染和术中活动性出血未及时处理等。少量的术后出血可引起患者的恐惧和其他异常心理活动,不利于术后恢复;较大量的出血则可引起休克甚至死亡,因此术中操作时要小心谨慎,避免术后出血的发生。

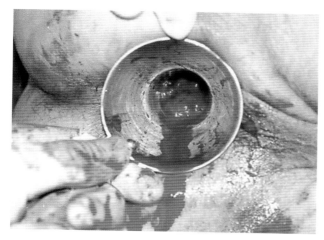

照片图 13-1　术后出血
痔核结扎线脱落,出血量较大,可见肠内血凝块

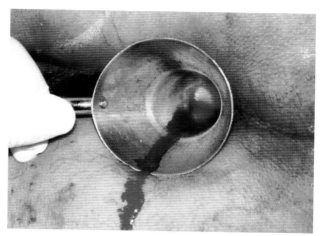

照片图 13-2　术后出血
注射硬化剂 8 天后,黏膜感染并坏死引起出血

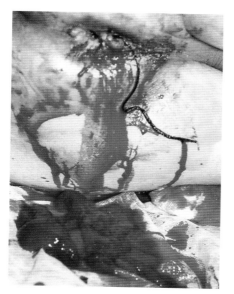

照片图 13-3　术后出血
直肠内较高位置出血一般早期不易察觉,发现时出血量已较大,并且生命体征出现波动,术后需尤其注意

第二节　直肠黏膜溃疡

直肠黏膜的溃疡多见于盆腔恶性肿瘤放射治疗后以及非特异性炎症性肠病累及直肠者，少数由细菌感染、缺血等其他因素引起。肛肠科疾病术后所见，多是由使用腐蚀类药物或注射药物（尤其是坏死剂和硬化剂）治疗内痔所导致。

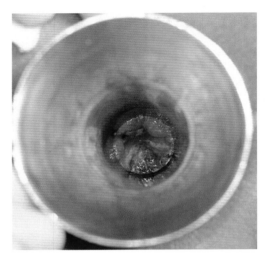

照片图 13-4A　直肠黏膜坏死（治疗示例）
该病患在就诊前 2 月因内痔出血注射硬化剂"聚桂醇"，注射后肛门坠胀明显，便时加重，并有分泌物。图中为肛镜下的坏死黏膜

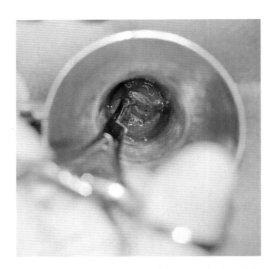

照片图 13-4B　直肠黏膜坏死（治疗示例）
治疗时在肛门镜下将坏组织分离，清除后该部位呈一凹陷

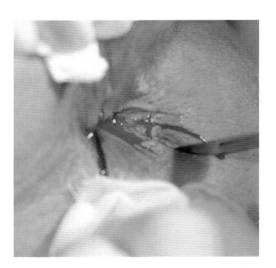

照片图 13-4C　直肠黏膜坏死（治疗示例）
在坏死部位对应的肛缘处做梭形切口，并使其与坏死处凹陷贯通，以使引流通畅

第三节 肛门畸形

后天肛门畸形主要由肛瘘、肛周脓肿挂线术引起,表现为较重的瘢痕沟或气液失禁。治疗时对于肛门变形不显且不影响功能者,可不予处理,畸形明显或肛门功能受损,应根据具体情况予以缝合、修补。

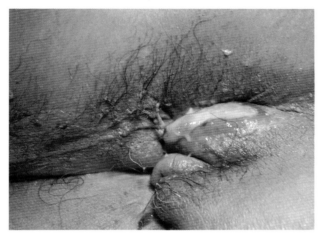

照片图 13-5 肛门畸形
多次肛瘘术后,肛缘创面不愈合,切开处形成瘢痕沟,正常组织因反复刺激过度生长,形成隆起

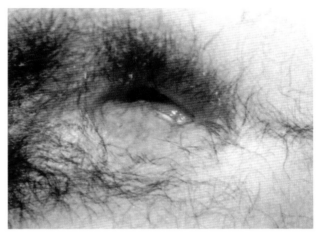

照片图 13-6 肛门畸形
该病例为先天性肛门闭锁,手术治疗后肛门向后移位

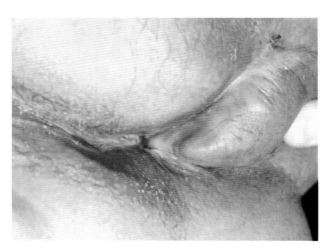

照片图 13-7 肛门畸形
高位肛瘘挂线后,4 点位瘢痕沟过深,肛门外形改变

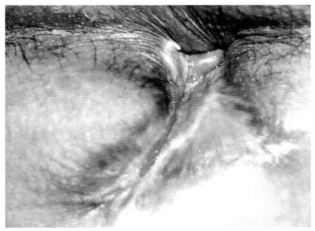

照片图 13-8 肛门畸形
高位肛瘘挂线后,瘢痕沟较深,肛门不全失禁

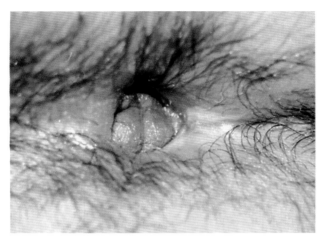

照片图 13-9 肛门畸形
肛管皮肤损伤,肛门变形,在肛内形成"皮岛"

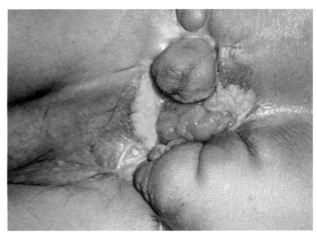

照片图 13-10 肛门畸形
挂线术后,肛门畸形,黏膜外翻

第四节 肛管皮肤缺损

肛管皮肤缺损主要由肛肠手术或其他治疗过多损伤肛管皮肤所致,其中尤以痔环切术后多见。肛管皮肤缺损过多,可引起诸多后遗病症,如肛门狭窄和排便困难(见第十二章)、肛管变短、黏膜外露、肛周皮肤瘙痒不适、肛门移位等。因此肛肠手术中应避免。

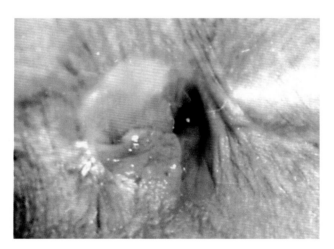

照片图 13-11 肛管皮肤缺损
截石位 12 点～3 点肛管皮肤缺损,形成瘢痕并挛缩,致肛门移位

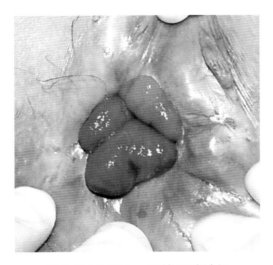

照片图 13-12A　肛管皮肤缺损
外痔环切术后,直肠黏膜暴露

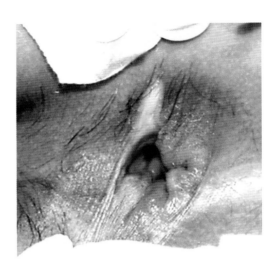

照片图 13-13　肛管皮肤缺损
肛缘截石位 2 点处见皮肤缺损,易暴露肠腔黏膜

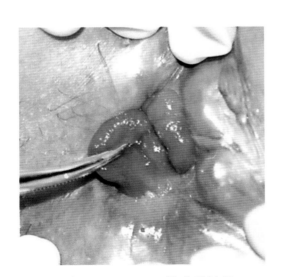

照片图 13-12B　肛管皮肤缺损
提起暴露黏膜,见肛管皮肤缺损

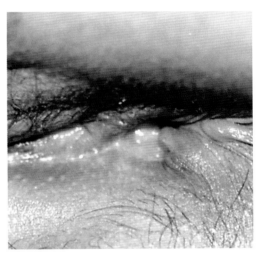

照片图 13-14　肛管皮肤缺损
痔切除术后,肛缘截石位 11 点处不愈合,形成皮肤缺损

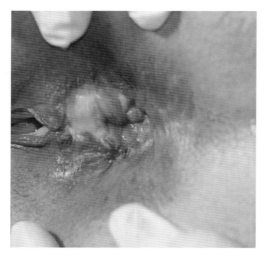

照片图 13-15A 肛管皮肤缺损（治疗示例）
该患者外痔环切术后，肛门潮湿，每日需清洗数次。检查时可见肛管皮肤缺损，齿线外露，直肠黏膜易暴露、脱出

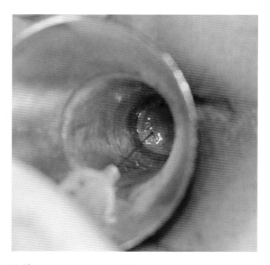

照片图 13-15B 肛管皮肤缺损（治疗示例）
治疗时在齿线以上黏膜注射芍倍注射液原液，使暴露部分黏膜收敛萎缩，同时可"升提"齿线以下皮肤，使肛管大部分功能得以恢复

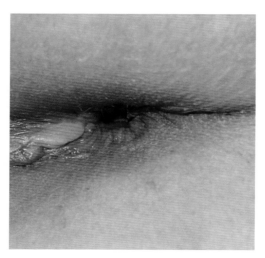

照片图 13-15C 肛管皮肤缺损（治疗示例）
治疗后可见肛门回缩，未再见齿线及以上黏膜外翻，新"肛管"形成

第十四章 其他肛肠科疾病介绍

第一节 肛周皮肤溃疡

皮肤溃疡是一种皮肤组织坏死并缺损而又不易愈合的疾病。位于肛周的皮肤溃疡常由免疫系统疾病、大肠炎性疾病、细菌病毒感染、直接物理或化学刺激引起，并且由于排便污染和刺激，愈合更加困难，属肛肠科难治性疾病。

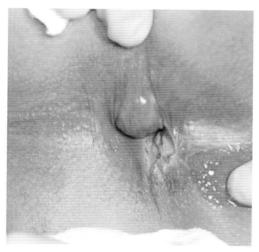

照片图 14-1　肛周皮肤溃疡
腐蚀性药物治疗外痔后形成皮肤溃疡，久不愈合

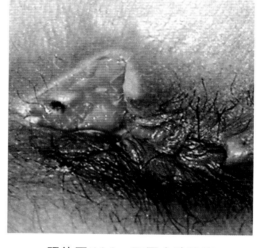

照片图 14-2　肛周皮肤溃疡
肛缘处截石位 1～2 点位见三角形溃疡，久不愈合

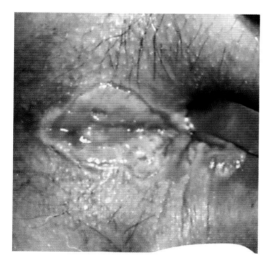

照片图 14-3　肛周皮肤溃疡
腐蚀性药物涂抹后溃疡形成

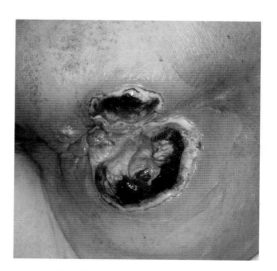

照片图 14-4　肛周皮肤溃疡
肛门左右见溃疡及创面坏死组织

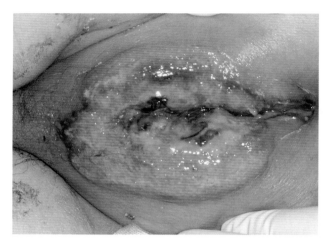

照片图 14-5A　肛周皮肤溃疡(治疗示例)
该病患因血液疾病导致肛周溃疡,溃后 1
个月不愈合。图中可见溃疡范围较大,约
10cm×8cm,肛缘处仍残留未脱落的黑色
坏死组织

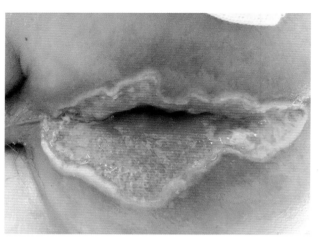

照片图 14-5B　肛周皮肤溃疡(治疗示例)
治疗以中药汤剂内服加外洗为主,组方以
化腐生肌和益气养阴为原则。图中为治
疗 1 个月后的溃疡面,坏死组织已脱落,
创面肉芽组织生长良好病变范围明显
缩小

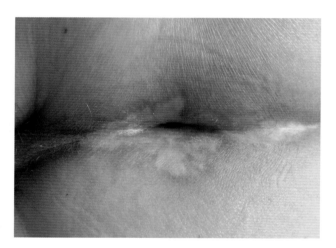

照片图 14-5C　肛周皮肤溃疡(治疗示例)
治疗后 3 个月,溃疡面完全愈合,肛缘可见愈后
瘢痕

第二节　良性大肠间质瘤

　　胃肠道间质瘤是一种较少见的胃肠壁内间叶组织肿瘤,最常见于胃,结直肠少见。位于大肠的较小间质瘤通常不引起明显症状,表现为光滑质坚韧的肠内肿物,瘤体较大时可引起腹痛、腹泻,瘤体表面黏膜溃疡或糜烂可有便血,如位于位置较低的直肠,则会出现有里急后重。间质瘤具有恶变倾向,因此发现后需行手术切除并行病理学检查,以制定进一步治疗计划。

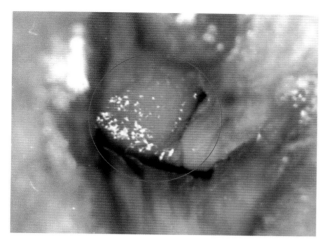

照片图 14-6A　大肠间质瘤（治疗示例）
直肠末端前壁肿物，直径约 10cm，指诊质韧，表面光滑，边界清晰，活动度好。图中所示为麻醉后所见的肠腔内隆起

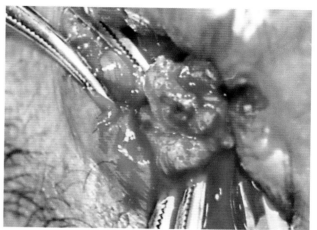

照片图 14-6B　大肠间质瘤（治疗示例）
经肛门将肿物切除，肠黏膜血运丰富，注意术中止血

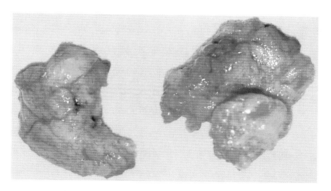

照片图 14-6C　大肠间质瘤（治疗示例）
切除后的瘤体外观。术后行病理检查，病理诊断为（直肠）良性间质肿瘤

第三节　肛周皮脂腺囊肿

皮脂腺囊肿又称"粉瘤"，是指皮脂腺导管被阻塞后，腺体内白色豆渣样分泌物不断增多而使其逐渐膨胀所形成的囊肿，是最常见的皮肤良性肿瘤。皮脂腺囊肿一般突出于皮肤表面，并与周围组织粘连，大小不一、深浅不同，增长缓慢，多无自觉症状，继发感染时可有疼痛、化脓。

皮脂腺囊肿好发于头皮、颜面部，其次是躯干部和生殖器周围，治疗时应手术切除。发生在肛周的皮脂腺囊肿临床少见，切除时应注意其与肛管直肠的关系，避免刺穿肠壁形成瘘道及损伤肛管直肠环影响肛门功能。

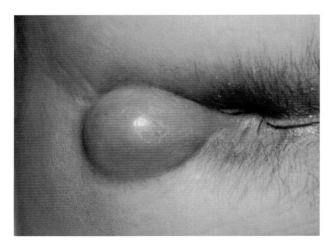

照片图 14-7A 肛周皮脂腺囊肿（治疗示例）
肛门后侧截石位 6 点可见较大隆起，约
7cm×5cm 大小，隆起部位皮肤色红，患者
无明显自觉症状，触压肿物质韧，表面光
滑无压痛。MRI 提示紧邻直肠后壁和尾
骨尖，不与直肠相通

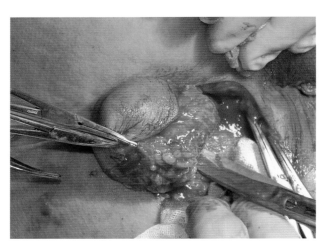

照片图 14-7C 肛周皮脂腺囊肿（治疗示例）
剥离时注意肿物与直肠和肛直环的关系，
切忌盲目扩大切除范围造成过多损伤

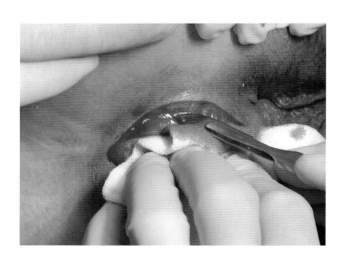

照片图 14-7B 肛周皮脂腺囊肿（治疗示例）
切除术中，沿肿物囊壁逐渐将其分离

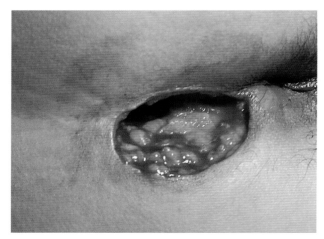

照片图 14-7D 肛周皮脂腺囊肿（治疗示例）
成功完整切除肿物后，残留约9cm深空腔

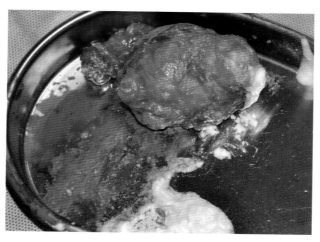

照片图 14-7E　肛周皮脂腺囊肿(治疗示例)
划开切除肿物囊壁,见白色豆渣样分泌物,可明
确诊断为皮脂腺囊肿

第四节　黑斑息肉综合征

黑斑息肉综合征(Peutz-Jeghers 综合征,PJS)是一种以胃肠道多发错构瘤性息肉和皮肤、黏膜特定部位色素沉着为特征的常染色体显性遗传性疾病。其色素沉着主要发生于口唇、颊黏膜及颜面部、指趾和手掌足底部皮肤等处,颜色为黑色或褐色,常紧凑出现,形态上不统一,边界清晰,不高出皮肤或黏膜。色素沉着可出现于任何年龄,青春期时最明显,25岁以后可逐渐减退或消失。本病治疗以对胃肠道息肉和其并发症的治疗为主,色素沉着导致的黑斑不对病患造成其他影响,因而一般无需治疗。

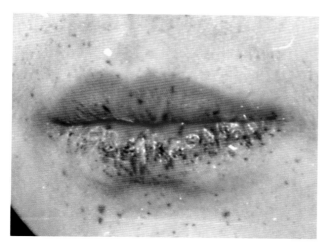

照片图 14-8　黑斑息肉综合征
唇部色素沉着

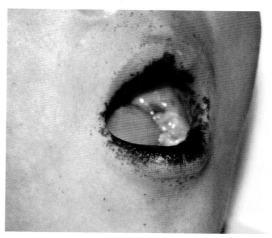

照片图 14-9　黑斑息肉综合征
唇部色素沉着

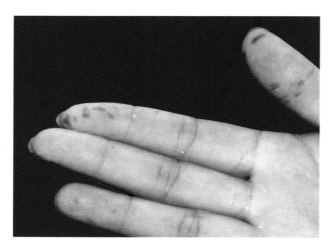

照片图 14-10 黑斑息肉综合征
手指色素沉着

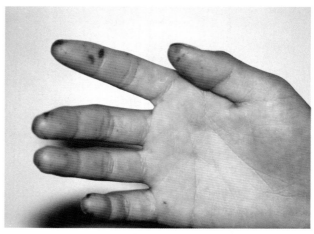

照片图 14-11 黑斑息肉综合征
手指色素沉着

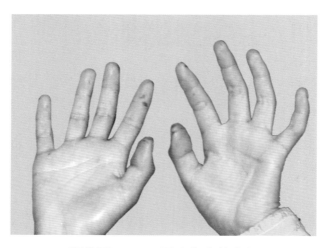

照片图 14-12 黑斑息肉综合征
手指色素沉着

第五节 肠 内 异 物

异物经口进入肠内者,周径一般较小,可从肛门排出;由肛门进入的异物,亦多可自行排出,如异物过大或形状不规则,加上紧张和疼痛所致的肛门括约肌痉挛,则排出困难,此时患者多于急诊就诊。治疗时不能盲目探查,需明确异物位置和形状,如异物过大或为尖锐物体,则需麻醉松弛括约肌后再经肛门取出。

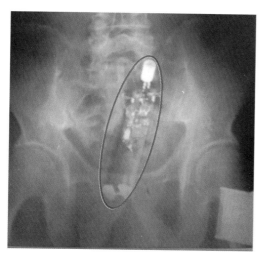

照片图 14-13 肠内异物
X 线片可见异物表面尚光滑,形状规整,
可直接取出

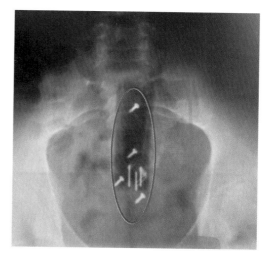

照片图 14-14 肠内异物
X 线片可见异物为一工具把手,尖端朝
下,位于直肠上部和乙状结肠,取出时需
注意尖锐端勿刺伤黏膜

第六节 白 塞 病

白塞病是一种以小血管炎性病变为病理基础的慢性疾病,又称为眼-口-生殖器综合征。该病可发生在任何年龄,但多见于青壮年。其病因尚不完全清楚,可能与感染、遗传、环境、免疫异常等因素相关。该病可累及多器官,其中以口腔溃疡、生殖器溃疡、眼部损害常见,并可伴有皮肤、黏膜、关节、心脏、血管、消化道、中枢神经、泌尿系等部位病变。临床上本病需与其他原因导致的皮肤黏膜溃疡、虹膜炎、脊柱关节炎、脑血管病等相鉴别。在治疗方法上,现代医学多以免疫抑制为主,祖国医学则一般以解毒利湿、化瘀通络为基本治则。

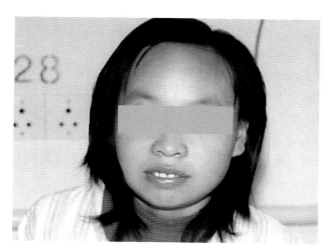

照片图 14-15 白塞病
患者 15 岁,可见口角溃疡

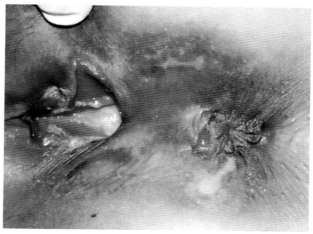

照片图 14-16 白塞病
肛门前侧和外阴可见皮肤溃疡,肛周有溃疡愈合后的瘢痕,临床应与肛瘘鉴别